Eva Maria Bereuter

Die Stilldauer

Eva Maria Bereuter

Die Stilldauer

Historische, biologische, psychosoziale und gesellschaftliche Aspekte

Reihe Realwissenschaften

Impressum / Imprint

Bibliografische Information der Deutschen Nationalbibliothek: Die Deutsche Nationalbibliothek verzeichnet diese Publikation in der Deutschen Nationalbibliografie; detaillierte bibliografische Daten sind im Internet über http://dnb.d-nb.de abrufbar.

Bibliographic information published by the Deutsche Nationalbibliothek: The Deutsche Nationalbibliothek lists this publication in the Deutsche Nationalbibliografie; detailed bibliographic data are available in the Internet at http://dnb.d-nb.de.

Coverbild / Cover image: www.ingimage.com

Verlag / Publisher:
AV Akademikerverlag
ist ein Imprint der / is a trademark of
OmniScriptum GmbH & Co. KG
Heinrich-Böcking-Str. 6-8, 66121 Saarbrücken, Deutschland / Germany
Email: info@akademikerverlag.de

Herstellung: siehe letzte Seite /
Printed at: see last page
ISBN: 978-3-639-49057-2

Vorwort

Und um die Jahreswende war Hanna schwanger. Und sie gebar einen Sohn und gab ihm den Namen Samuel: Denn vom Herrn habe ich ihn erbeten.

Und der Mann, Elkana, zog hinauf mit seinem ganzen Haus, um dem Herrn das alljährliche Schlachtopfer darzubringen und sein Gelübde zu erfüllen. Hanna aber zog nicht hinauf, denn sie hatte zu ihrem Mann gesagt: ‚Bis der Knabe entwöhnt ist. Dann werde ich ihn bringen, und er wird vor dem Herrn erscheinen, und dort soll er für immer bleiben.' Und Elkana, ihr Mann, sagte zu ihr: ‚Tu, was in deinen Augen gut ist. Bleib, bis du ihn entwöhnt hast. Wenn nur der Herr sein Wort einlöst!' So blieb die Frau und stillte ihren Sohn, bis sie ihn entwöhnt hatte.

Und als sie ihn entwöhnt hatte, brachte sie ihn mit hinauf, dazu drei Stiere, ein Efa Mehl und einen Schlauch Wein, und sie brachte ihn hinauf ins Haus des Herrn nach Schilo. Der Knabe aber war noch jung. Und man schlachtete den Stier, und sie brachten den Knaben zu Eli.

(1. Buch Samuel, 20-25)

Diese Bibelstelle aus dem 1. Buch Samuel zeigt, dass die Menschen sich seit tausenden von Jahren – der Priester und Prophet Samuel wurde um 1100 v. Chr. geboren (vgl. Galvin 2009:434) – mit dem Stillen und der Stilldauer auseinandersetzen. Außerdem bringt sie die große Bedeutung der Stillzeit für Hanna und die unterstützende Haltung von Elkana zum Ausdruck. Die Dauer der Stillphase war offensichtlich im Vorhinein nicht klar definiert. Daran hat sich bis heute nichts geändert.

Anlässlich der Routinekontrolle sechs Wochen nach der Geburt unserer ersten Tochter fragte mich mein Gynäkologe, wie lange ich denn vorhätte zu stillen. Darüber hatte ich mir nie zuvor Gedanken gemacht und ich hatte keine Ahnung. Sechs Monate? Vielleicht ein Jahr? Oder auch länger? Überlegungen zum Abstillen schienen mir verfrüht. Im Gespräch mit jungen Müttern erfuhr ich anschließend, dass diese größtenteils vorhatten, ihrem Baby spätestens sechs Monate nach der Geburt Fläschchen anzubieten. Es war bekannt, dass es danach immer schwieriger werden würde, ein Kind an Flaschennahrung zu gewöhnen. Dann käme man vom Stillen „nie mehr" los, war der nahezu einhellige Tenor. Manche Mütter verschafften sich überdies durch ein gelegentliches Probefläschchen in den ersten Wochen vermeintliche Sicherheit für alle Fälle. Obendrein kam mir die Meinung zu Ohren, nach sechs Monaten brauche allein die Mutter das Stillen quasi zur sexuellen Befriedigung.

Da ich mich durch solch dummes Geschwätz nicht irritieren ließ und überzeugt war, dass mein Kind in der Not die Flaschennahrung dem drohenden Hungertod vorziehen würde, sah ich keinen Sinn in einem „Training" für die Ernstsituation. Mein Partner und die Lektüre des Buches ‚Schlafen und Wachen' von William Sears gaben mir dafür die nötige Rückendeckung und Gelassenheit. Etwa einundzwanzig Monate stillte ich jede meiner drei Töchter, Milchnahrung bereitete ich für sie nie zu. Der Vorteil des hohen Abstillalters war, dass ich mit meinen Kindern sprechen konnte und sie mich auf ihre Weise verstanden. Von der Ältesten bekam ich in den letzten zwei, drei Stillmonaten jedes Mal ein Bussi, bevor sie zu trinken begann. Das zeugt gewiss unter zahlreichen anderen Dingen davon, dass die Mutterbrust mehr als nur physische Nahrungsquelle ist.

Bei meiner Tätigkeit als Hebamme klagen mir junge Mütter des Öfteren ihr Leid, weil sie ihr Kind angeblich nicht von der Brust trennen können. Auf meine Frage, ob es sie denn störe, antworten die meisten, dass es ihnen selbst nichts ausmache. Der Partner jedoch könne nicht gut schlafen und es sei doch nicht „normal". Ich plädiere in diesen Fällen jeweils für Entspanntheit und spüre doch gleichzeitig, wie einflussreich das familiäre und gesellschaftliche Umfeld ist.

Diese persönlichen und beruflichen Erfahrungen haben mich dazu motiviert, der Frage der Stilldauer, insbesondere der individuellen Beweggründe und Bedürfnisse der Frauen in diesem Zusammenhang, nachzugehen.

Inhaltsverzeichnis

Abstract

Breastfeeding is older than humanity itself. Despite being actually a biological and physiological phenomenon, humans turn it into a complex happening as they are influenced by culture and society. Thereby it is subjected to perceptions and customs of the respective era. More than 95 percent of women would be capable of sufficiently feeding their children with breast milk. For the worldwide population, the WHO recommends exclusive breastfeeding for a period of six months. In developing countries this is a survival strategy due to hygienic reasons. After starting to give complementary food, the WHO advises to continue breastfeeding at least until the age of two. Breastfeeding for a period of four to six months is what ESPEGHAN propagates for European children.

In the history of mankind the different frequencies and the thereby associated duration of breastfeeding have had an effect on the hugely varying infant mortality. A long nursing period leads to a lower infant mortality, less pregnancies due to hormonal causes and consequently to a lower maternal mortality.

At any time the composition of breast milk optimally matches the children's needs, so that the baby can prosper and develop healthily. Breastfeeding also implies direct and indirect cost savings especially by minimising morbidity. Above all, this includes gastroenteritis, infections of the upper and lower airways, obesity in children, as well as breast and ovarian cancer, and metabolic diseases of mothers. In addition, breastfeeding can contribute to a stronger emotional bond between the mother and the child.

Mixed feeding is also valuable in case exclusive lactation during the first months is impossible or undesired. Apart from the support from the social environment, and hereby especially from the partner, the professionals' support also impacts positively on the duration of breastfeeding and the quality of life of the nursing mothers.

Keywords: duration of breastfeeding, exclusive breastfeeding, minimisation of morbitity, strengthening of the emotional bond, support

Zusammenfassung

Stillen ist älter als die Menschheit selbst. Es ist ein biologisch-physiologisches Phänomen, wird aber als komplexes Geschehen vom Menschen als Kultur- und Gesellschaftswesen gelenkt und ist somit den Vorstellungen und Moden der Zeit unterworfen. Über 95 Prozent der Frauen wären imstande, ihre Kinder ausreichend mit Muttermilch zu ernähren. Die WHO empfiehlt für Populationen weltweit ausschließliches Stillen für mindestens sechs Monate. In Entwicklungsländern stellt dies aus hygienischen Gründen eine Überlebensstrategie dar. Nach Beginn der Beikost rät die WHO zum Weiterstillen mindestens bis zum Alter von zwei Jahren. Vier bis sechs Monate voll zu stillen propagiert die ESPEGHAN für europäische Kinder.

In der Geschichte schlugen sich die verschiedenen Stillfrequenzen und die damit verbundene Stilldauer in einer stark differierenden Säuglingssterblichkeit nieder. Eine lange Stillzeit führte zu einer geringeren Kindermortalität, hormonell bedingt zu weniger Schwangerschaften und infolge zu einer niedrigeren Müttersterblichkeit.

Die Zusammensetzung der Muttermilch ist jederzeit optimal an die kindlichen Bedürfnisse angepasst, sodass das Baby gedeihen und sich gesund entwickeln kann. Direkte und indirekte Einsparungen ergeben sich durch die Kostenlosigkeit der Muttermilch und mehr noch durch die Minimierung von Erkrankungsraten, insbesondere bei Gastroenteritiden, Infekten der oberen und unteren Luftwege und

Adipositas bei Kindern, sowie bei Brust-, Ovarialkarzinomen und Stoffwechselerkrankungen bei Müttern. Überdies kann das Stillen zur Förderung der emotionalen Bindung zwischen Mutter und Kind beitragen.

Ist ausschließliche Laktation in den ersten Monaten nicht möglich oder nicht gewünscht, ist auch Teilstillen wertvoll. Neben der Unterstützung durch das soziale Umfeld, und hier vor allem durch den Partner, wirkt sich auch jene durch Fachkräfte positiv auf die Stilldauer und die Lebensqualität der Stillenden aus.

Schlüsselwörter: Stilldauer, ausschließliches Stillen, Minimierung von Erkrankungsraten, Förderung der emotionalen Bindung, Unterstützung

1. Einleitung

Die Stilldauer ist sowohl die Zeit des ausschließlichen als auch des teilweisen Stillens. Abstillen ist ergo nicht mit Beikosteinführung gleichzusetzen, wiewohl zahlreiche Mütter parallel beginnen, ihren Kindern Flaschenmilchnahrung anzubieten. Im Gegensatz zum Start der Beifütterung nämlich, der sich eher am Verlangen des Säuglings orientiert, ist der Prozess des Abstillens stärker von den Wünschen, Bedürfnissen, Wertvorstellungen und Ideologien der Mutter und denen ihres familiären, kulturellen und sozialen Umfeldes geprägt.

Aus ernährungsphysiologischer Sicht ist Stillen das Beste, was einem Kind widerfahren kann. Mit eventueller Ausnahme der frühen Siebzigerjahre (seinerzeit wurde wegen der Dioxinbelastung der Muttermilch vom Stillen abgeraten) wussten das die Menschen immer schon und werden es wohl immer wissen. Dennoch sind viele Mütter verunsichert. Schon in der Schwangerschaft fragen sie sich, ob sie ihr Baby ausreichend ernähren werden können.

In großen Teilen der Welt beginnen über 90 Prozent der Frauen zu stillen. Nach drei Monaten bekommen weltweit noch gut 40 Prozent aller Säuglinge lediglich Muttermilch, obwohl die WHO auch in europäischen Ländern zu einer Fortsetzung des Stillens gar im zweiten und auch im dritten Lebensjahr rät, solange Mutter und Kind das wünschen. Was sind die Gründe für das (frühe) Abstillen? Wollen die Frauen binnen kurzem wieder frei sein? Oder haben sie Angst, sie könnten den richtigen Zeitpunkt verpassen und auf diese Weise ihr Kind verwöhnen? Möchten sie eine Alternative anbieten, solange diese noch vom Kind akzeptiert wird? Ist der Verzicht auf Alkohol und Nikotin eine zu große Entbehrung? Sehen Frauen eine neuerliche Schwangerschaft als ein Hindernis? Sorgen sie sich um die Ästhetik ihres Busens? Ist der eventuelle Schlafmangel ein Problem? Wer oder was beeinflusst die jungen Mütter wie? Welche Rolle spielen die Partner, die Freundinnen, die Mütter, die Schwiegermütter, die Gesellschaft? Hat die frühkindliche Ernährung der jungen Mütter und ihrer Partner Relevanz? Ist das Stillen nach der Säuglingszeit für viele nicht vorstellbar, weil dies nicht der gängigen kulturellen Norm entspricht und die Toleranz hierfür begrenzt ist? Wann fällt die Entscheidung zur Beendigung und durch wen? Steht die beabsichtigte Stilldauer, sofern es diese gibt, in Zusammenhang mit der tatsächlichen? Sind Stillförderungsmaßnahmen, die mit einer Stärkung der Rolle der Frauen in der Gesellschaft einhergehen, bedeutungsvoll?

Vor allem der Teil der Fragen, für den evidenzbasierte Antworten zu eruieren sind, wird in dieser Arbeit aufgegriffen. Auf die Vorteile des Stillens, in erster Linie einer langen Stilldauer, für die Kinder und insbesondere auch für die Mütter wird umfassend in den aktuellen Kernaussagen und der Erläuterung dazu hingewiesen. Der historische Abriss soll die enorme Bedeutung der Brustmilchernährung für das „nackte" Überleben in früheren Zeiten verdeutlichen und sowohl wandelnde Stilltrends verschiedener Bevölkerungsschichten wie divergierende regionale Tendenzen mit etwaigen Folgen bis in die Gegenwart aufzeigen. Durch die geschichtliche und die gesellschaftliche Perspektive wird versucht, den zögerlichen Aufschwung in der Wertschätzung langer Stilltätigkeit trotz des diesbezüglich beträchtlichen Kenntniszuwachses in den vergangenen Jahrzehnten, zu veranschaulichen. Gewünscht ist, der Leserin/dem Leser wenigstens eine Ahnung davon zu vermitteln, warum sich noch immer denkbar wenige Frauen an die fundierten Empfehlungen hinsichtlich der ausschließlichen und der gesamten Stilldauer halten, was die Störfaktoren hierfür sind und welche Art der Unterstützung für Stillende opportun wäre.

2. Kernaussagen zum Stillen

Stillen ist ein biologisch-physiologisches Phänomen und daher evolutionsgeschichtlich älter als die Menschheit selbst. Es war und ist notwendig zur Erhaltung zahlreicher Arten. Als komplexes Geschehen jedoch ist das Stillen keineswegs biologisch festgelegt, sondern wird von Menschen als Kultur- und Gesellschaftswesen gelenkt und modelliert, ist äußerst flexibel, anpassungsfähig und in gleicher Weise störanfällig. Es wurde teils begeistert begrüßt, teils abgelehnt, je nach den Vorstellungen und Moden der Zeit (vgl. Scherbaum et al. 2003:12). Noch während der Siebzigerjahre galt das Stillen als prinzipiell überflüssige Strapaze für die Mutter, als ein archaisches Relikt von bestenfalls psychologischem Wert. Die immense Bedeutung für die Gesundheit von Kind und Mutter wurde inzwischen zunehmend mehr erkannt und aktuell im März 2013 von WHO, ESPGHAN (European Society for Paediatric Gastroenterology, Hepatology and Nutrition), FKE (Forschungsinstitut für Kinderernährung) und weiteren Expertenorganisationen in der Form von Kernaussagen wiedergegeben. Das Konsensuspapier beinhaltet nachstehend angeführte einheitliche Handlungsempfehlungen, die auf der gegenwärtigen wissenschaftlichen Evidenzlage beruhen und auf die Umsetzbarkeit in die Praxis bedacht sind.

2.1. Allgemeine Empfehlungen zum Stillen

> Die Zusammensetzung der Muttermilch ist an die kindlichen Bedürfnisse angepasst und die Milch liefert dem Baby die für Wachstum und gesunde Entwicklung wichtigen Nährstoffe.
>
> Muttermilch ist hygienisch einwandfrei und richtig temperiert. Sie ist praktisch, weil immer verfügbar, und kostet nichts.
>
> Stillen senkt das Risiko für Durchfall, Mittelohrentzündung und späteres Übergewicht beim Kind. […] Stillen kann die Uterusrückbildung nach der Geburt fördern und zur Risikominderung für Brust- und Eierstockkrebs beitragen.
>
> Stillen kann zur Förderung der emotionalen Bindung zwischen Mutter und Kind beitragen.
>
> Die beste Form der Ernährung für gesunde Säuglinge in den ersten Lebensmonaten ist das ausschließliche Stillen. Auch Teilstillen ist wertvoll. (Koletzko et al. 2013:238-239)

Sämtliche Still- und Gesundheitskommissionen vertreten also einheitlich die Meinung, dass Stillen die optimale Form der Ernährung für Säuglinge und daher unbegrenzt zu fördern ist. Jegliches Stillen ist nützlich und lohnend und verringert unter anderem das SIDS-Risiko. Die Schadstoffbelastung stellt keine relevante Entscheidungsgrundlage für das Stillen oder die Stilldauer dar (vgl. Koletzko et al. 2013:239). Die Mutter sollte allerdings ihre Gewichtsabnahme nicht forcieren, weil die Milchbildung darunter leidet. Für einen prophylaktischen Verzicht auf bestimmte Lebensmittel zum Zwecke der Allergieprävention gibt es keine Belege. Die deutsche Stillkommission und das FKE raten, zu jedem Stillen ein Glas Flüssigkeit bereitzustellen bzw. zu trinken. Alkohol soll gemieden werden. Äußerstenfalls bei speziellen Anlässen ist ein kleines Glas

Wein, Bier oder Sekt tolerierbar. Entgegen der gängigen Meinung regen diese die Milchbildung nicht an, sondern reduzieren sie vermutlich sogar. Stillende Mütter sollten möglichst wenig, am besten gar nicht rauchen. Kann auf die Zigarette nicht verzichtet werden, sollte diese nach der Stillmahlzeit genossen werden (vgl. Koletzko et al. 2013:244-245).

2.2. Stillbeginn

Unmittelbar nach der Geburt wird Hautkontakt zwischen Mutter und Kind empfohlen. Das erste Anlegen sollte, wenn irgend möglich, innert der ersten ein bis zwei Stunden post partum erfolgen, um die Mutter-Kind-Interaktion und das Stillen zu fördern. Stillen ist ein Lernprozess, bei dem Schwierigkeiten auftreten können, die nicht selten dazu führen, dass das Stillen (zu früh) abgebrochen wird. Unsicherheiten können durch Aufklärung und Beratung in der Schwangerschaft vermindert werden (vgl. Koletzko et al. 2013:239). Das Vertrauen der Mütter in ihre Stillfähigkeit kann dadurch bedeutsam gestärkt (vgl. Scherbaum et al. 2003:60) und die Stilldauer wahrscheinlich positiv beeinflusst werden. Informationen bieten Hebammen, StillberaterInnen, GynäkologInnen und PädiaterInnen.

2.3. Stilldauer

Säuglinge sollten im ersten Lebenshalbjahr mindestens bis zum Beginn des fünften Monats ausschließlich gestillt werden. Das gilt auch für Kinder mit erhöhtem Allergierisiko. Auch nach Beginn der Beikostfütterung (zwischen Anfang des fünften und Anfang des siebten Monats) sollten Säuglinge weiterhin an der Brust trinken (vgl. Koletzko et al. 2013:240). Die allmähliche Einführung der Beikost sollte die Muttermilch ergänzen und nicht ersetzen (Scherbaum et al. 2003:52). Die Stilldauer insgesamt legen Mutter und Kind fest. WHO und UNICEF empfehlen für Populationen weltweit, sechs Monate ausschließlich und nach dem Beginn der Beifütterung mindestens bis zum Alter von zwei Jahren weiter zu stillen, vor allem im Hinblick auf den bedeutungsvollen Schutz vor Infektionskrankheiten und Mangelernährung in armen Ländern (vgl. Koletzko et al. 2013:240). Eine endgültige Abstillempfehlung gibt es möglicherweise deswegen nicht, weil sich dafür keine wissenschaftlich begründete Basis finden lässt bzw. weil der empfehlenswerte Zeitpunkt für das Abstillen abhängig von den Lebensumständen ist.

2.4. Stillintensität

Den Zeitpunkt und die Dauer der einzelnen Stillvorgänge bestimmt das Kind. Es soll „ad libitum" (nach Bedarf) gestillt werden. In den ersten Wochen wird die Mehrzahl der Säuglinge zehn- bis zwölfmal in 24 Stunden angelegt. Ein dystrophes, trinkschwaches Kleinkind muss mitunter auf pädiatrische Anordnung zu Stillmahlzeiten geweckt werden. Um die Milchbildung anzuregen und das Kind ausreichend zu versorgen, ist eine gewisse Stillhäufigkeit unerlässlich (vgl. Koletzko et al. 2013:240). Mit drei bis vier Monaten wollen die meisten Babys vier- bis achtmal täglich an der mütterlichen Brust trinken.

3. Geschichte des Stillens und der Stilldauer

Das Wort „Stillen" kommt von „durch saugen lassen still machen" (vgl. Schels 2010). Bis gegen Ende des 19. Jahrhunderts war das Stillen kein Objekt wissenschaftlicher Forschung. Daher gibt es keine Stillstatistiken aus früheren Zeiten. Dass Stillen jedoch älter ist als die Menschheit, ergibt sich schon aus der Tatsache, dass es seit 75 bis 100 Millionen Jahren Säugetiere gibt (vgl. Anhäuser 2010). Man weiß heute, dass die Neandertalerinnen (300.000-200.000 v. Chr.) etwa sieben Monate voll stillten und dann noch eine Zeitlang teilweise. Mit knapp 15 Monaten entwöhnten sie ihre Kinder wahrscheinlich ziemlich abrupt. Dies ergaben Forschungen an einem fossilen Kinderzahn (www.spiegel.de/wisschenschaft/mensch 2013).

Mesolithische Felszeichnungen (10.000-5.000 v. Chr.) zeigen stillende Mütter. Die frühesten Dokumente der Ernährung von Säuglingen, die von Ammen gesäugt wurden, sind ähnlich alt. In einem sumerischen Wiegenlied aus dem dritten vorchristlichen Jahrtausend verheißt die Mutter dem Kind für den nächsten Tag eine „wohlgelaunte Saugmagd".   Um 100 n. Chr. bereiste der römische Schriftsteller Tacitus Germanien und schrieb voller Bewunderung, dass hier jede Mutter ihr Kind selbst stille, während die Römerinnen ihre Säuglinge griechischen Ammen übergeben würden. (vgl. Tönz in Scherbaum et al. 2003:1-3) Der größte Gynäkologe der Antike, der römische Arzt Soranus von Ephesus (98-138 n. Chr.), sprach sich gegen das Stillen und vor allem gegen eine längere Stillzeit aus, weil er meinte, dass die Mutter dadurch „vor der Zeit altere, weil das tägliche Aussaugen der Brüste sie zu sehr mitnehme" (vgl. Lachs 2010:34). Diese Beispiele zeigen, welch widersprüchliche Meinungen es zu allen Zeiten zum Stillen und zur Stilldauer gab.

3.1. Stillen im Mittelalter und der frühen Neuzeit

Milch und Blut galten im Mittelalter als verwandte Säfte. Nach Hildegard von Bingen (1098 -1179) wird nach der Empfängnis

> ‚das Blut des Weibes nach oben zu den Brüsten gezogen', und das, was aus Speise und Getränk Blut werden sollte, in Milch umgewandelt. ‚Im gleichen Maße wie das Kind in der Gebärmutter wächst, vermehrt sich auch die Milch in den Brüsten'. [...]
>
> Die Milch Schwangerer war als minderwertig anzusehen, da das „gute" Blut der Frau dem Fetus zukomme und für die Milchbildung nur das „schlechte" Blut bliebe.
>
> Gestillt wurde nicht zu festen Zeiten, sondern wann immer der Säugling danach verlangte. Abgestillt wurde häufig beim Durchbruch der oberen Schneidezähne (also mit ca. acht Monaten), spätestens mit einem Alter von ein bis zwei Jahren. Um die Milch zum Versiegen zu bringen, bandagierten die Frauen ihre Brüste mit straffen Binden. (u01151612502.user.hosting-agency.de/malexwiki/index.php/Stillen 2010)

In der christlichen Tradition war die stillende Muttergottes das Idealbild mütterlicher Hingabe. Stillverweigerung galt als widernatürliche Vernachlässigung der Mutterpflichten. Die Anstellung von Ammen war verpönt, weil angenommen wurde, dass negative Charaktereigenschaften „moralisch verdorbener" Ammen durch die Milch übertragen würden (u01151612502.user.hosting-agency.de/malexwiki/index.php/Stillen 2010).

15

Bis ins Spätmittelalter wurden die Kinder von Bäuerinnen üblicherweise bis zu zwei Jahre gestillt, oft bis die Mütter mit dem nächsten Kind schwanger wurden. Die adeligen Frauen dagegen konnten ihrer Pflicht, so viele Kinder wie möglich in kurzer Zeit zu gebären, nur nachkommen, wenn sie das Stillen den Ammen überließen. Auch um ihre Schönheit zu bewahren und keinen „Hängebusen" zu bekommen, wegen gesellschaftlicher Verpflichtungen und der Angst, sich lächerlich zu machen, stillten die meisten überhaupt nicht mehr (www.rabeneltern.org 2013).

3.2.   Stillen vom 18. bis zum frühen 20. Jahrhundert

Die Brust zu geben, galt im 18. Jahrhundert als ekelhaft (vgl. Vieser, Schautz 2010). Der Thüringer Kinderarzt Dr. Storch übte allerdings 1750 Kritik an dieser Auffassung: „Die Natur hat den Weibern die Brüste nicht als Lockspeise zur Unzucht mit dem Mannsvolke gegeben, sondern damit sie ihre Kinder stillen!" (Scherbaum et al. 2003:3) Jean Jacques Rousseau forderte 1762 im Zuge seiner Devise „retour à la nature" die Mütter zum Selbststillen auf. Eine nachhaltige Wirkung hatten seine Bemühungen nicht. (vgl. Tönz in Scherbaum et al. 2003:3)

3.2.1. Das Ammenwesen

Das Ammenwesen, also das Stillen durch eine andere Frau, ist in den vorhergehenden Kapiteln bereits kurz angesprochen worden. Es war in Europa von der Antike bis zum Ende des 19. Jahrhunderts weit verbreitet (vgl. Alt 2002:228) und zeigt, welch immense Bedeutung dem Stillen damals beigemessen wurde.

Der Arzt und elffache Vater Laurent Joubert, Professor der medizinischen Fakultät von Montpellier, schrieb im 17. Jahrhundert: „Wenn die Frauen nur die Freuden des Stillens kennen würden – sie würden es nicht nur bei ihren eigenen Kindern tun, sie würden sich selbst ausleihen: stillende Frauen sind gewöhnlich voller Liebe und Hingabe auch fremden Babys gegenüber" (Vieser, Schautz 2010).

Kaiserin Maria Theresia, die zwischen 1737 und 1756 in beinahe einjährigen Abständen 16 Kinder zur Welt brachte, delegierte das Stillen jeweils bis ins dritte Lebensjahr („drei Karfreitage lang solle das Kind ziehen") an eine Amme (vgl. Schrottmayer 2006).

Den Aufzeichnungen des Polizeipräfekten Lenoir aus dem Jahre 1780 ist zu entnehmen, dass von 21.000 Geburten in Paris 2.000 bis 3.000 Säuglinge in Heimen abgegeben wurden, zirka 700 Kinder wurden von ihren eigenen Müttern gestillt, 700 von Hausammen und 17.000 von Ammen, die auf dem Land zumeist als Bäuerinnen lebten. Der Transport der Kinder aufs Land glich Viehtransporten. In Körben auf offenen Karren oder auf Eselsrücken wurden die Säuglinge „durch die Gegend geschüttelt". Die Säuglingssterblichkeit war dementsprechend hoch. Nach ungefähr zwei Jahren kamen die Kinder wieder nach Hause (vgl. Vieser, Schautz 2010).

Im 18. Jahrhundert war auch in der österreichischen Oberschicht das Selbststillen verpönt. Ein Brief von Mozart an seinen Vater Leopold aus dem Jahre 1783 gibt wahrscheinlich in etwa die Einstellung der gebildeten Stände Wiens zu jener Zeit wieder:

> Mon très cher Père! Ich gratuliere, Sie sind Gros-Papa! – gestern früh den 17ten um halb 7 Uhr ist mein liebes Weib glücklich mit einem großen, starken, kugelrunden Buben entbunden worden. […] Auf das Milchfieber habe ich Sorge! – denn sie hat ziemliche Brüste! – Nun hat das Kind wider meinen Willen und doch mit meinem Willen eine Säug-Amme bekommen! – Meine Frau sie seye es im Stande oder nicht, sollte niemalen ihr Kind stillen; das war mein fester Vorsatz! – allein, einer andern Milch solle mein Kind auch nicht hineinschlukken! – sondern bey Wasser, wie meine Schwester und ich, will ich es aufziehen – allein – die Hebamme, meine Schwiegermutter, und die meisten Leute hier haben mich ordentlich gebeten, ich solle das nicht tun, nur aus dieser Ursache weil hier die meisten Kinder beym Wasser drauf gehen […] – das hat mich nun bewegt – nachzugeben, denn ich möchte mir nicht gerne einen Vorwurf machen lassen. (Mozart 1873)

Wolfgang Amadeus Mozart traf die Entscheidung über die Ernährung seines Kindes offenbar alleine, ließ sich aber immerhin von seinem Umfeld umstimmen. Acht Wochen später starb der kleine Raimundl trotzdem. Kinder, die „bey Wasser" aufwuchsen, wurden mit einem Körnerabsud, dem etwas Tiermilch beigemengt wurde, ernährt (vgl. Tönz 2003:2).

Bis weit ins 18. Jahrhundert hinein war Stillen in den ersten drei Lebenstagen wegen der angeblichen Unverträglichkeit des Kolostrums tabu. Das Baby bekam eine Amme und die Mutter ließ sich von einer Frau oder einem Welpen „aussaugen" (vgl. Tönz 2003:5).

In der ersten Hälfte des 20. Jahrhunderts wurde die Ammenernährung durch Frauenmilchsammelstellen abgelöst (vgl. Tönz in Scherbaum et al. 2003:3).

3.2.2. Stillfrequenz, Stilldauer und Säuglingssterblichkeit

Im europäischen Raum wurde in den letzten beiden Jahrhunderten sehr unterschiedlich gestillt. In manchen Regionen war das Stillen über hunderte Jahre fast ausgestorben, z.B. in Tirol, Südbayern und Böhmen (vgl. Fildes 1986). Mehr als 75 Prozent aller Kinder in Niederbayern lagen noch 1905 nie an einer weiblichen Brust. In Schwaben betrug die durchschnittliche Stilldauer um 1880 dreieinhalb Wochen, nur etwa zwei Prozent der Kinder wurden länger als sechs Monate gestillt (vgl. Knodel 1977). Im nordwestlichen Deutschland hingegen, außer in Großstädten wie Hamburg und Bremen, wurde 1910 fast jedes Kind gestillt. Generell kann gesagt werden: Je häufiger in einer Region gestillt wurde, desto länger wurde dort auch gestillt. Die durchschnittliche Laktationszeit belief sich 1910 in Sachsen, Schleswig-Holstein und Hannover auf 7,9 Monate, in Bayern dagegen auf 3,1 Monate (vgl. Kintner 1985:167).

Übertriebene Schamgefühle verbaten in gewissen Regionen die Entblößung der Brust.

19

Grundsätzlich liegt diesem unterschiedlichen Verhalten aber doch eher eine unterschiedliche Wertschätzung des Kindes zu Grunde, die durch eine Vielzahl wirtschaftlicher, religiöser, konfessioneller traditioneller und ökonomischer Faktoren geprägt ist. (Tönz 2003:4)

Vorstellbar ist, dass der im Vergleich zu heute weit geringere Vernetzungsgrad diese nennenswerten lokalen Differenzen möglich machte.

Die verschiedenen Stillfrequenzen und die damit verbundene Stilldauer schlugen sich in einer stark differierenden Säuglingssterblichkeit nieder. In einigen Orten in Bayern starben zeitweise mehr als die Hälfte aller Neugeborenen innerhalb des ersten Lebensjahres. Die Säuglingsmortalitätsrate war fast doppelt so hoch wie beispielsweise in der Pfalz mit guter Stilltätigkeit (vgl. Knodel 1977:39). Dennoch war das Bevölkerungswachstum in allen Gebieten gleich groß, denn eine hohe Säuglingssterblichkeit war immer mit einer hohen Geburtenzahl und damit auch hoher Müttersterblichkeit verbunden, während eine lange Stillzeit zu einer geringeren Mortalität und zu einer niedrigeren Kinderzahl führte. Der zeitliche Abstand von einem Kind zum nächsten war bei langer Stillzeit am größten, nach dem Tod eines Kindes am kürzesten (vgl. Imhof 1981:349-353). Bei den Armen gab es einen geringeren Grad der Kindersterblichkeit, weil sie sich den Muttermilchersatz nicht leisten konnten und deshalb stillen mussten. Die weibliche Mortalitätsrate war höher, weil Mädchen früher abgestillt wurden (vgl. Imhof 1981:119).

Gründe, aus denen Eltern [...] ihre männlichen Nachkommen effektiver vor dem Tod schützten als ihre weiblichen, mögen unbewusst gewesen sein und könnten in einem soziobiologischen Sinne in Reproduktionsstrategien und in einem ökonomischen Sinne in Wertekategorien gesucht werden. (webdoc.sub.gwdg.de/ebook/diss/2003/fu-berlin/1998/19/kap6. pdf2013:262)

Früher wie heute waren die skandinavischen Staaten in puncto Stillen und Stilldauer die „Herzeigeländer" Europas. Norwegen hatte Ende des 19. Jahrhunderts die niedrigste Kindersterblichkeit des Kontinents (9-10 Prozent im Jahre 1872) mit weniger regionalen Unterschieden gegenüber dem restlichen Europa. Idealistische Ärzte befürworteten in Artikeln das Stillen über das erste Lebensjahr des Kindes hinaus und initiierten 1910 private Mutter-Kind-Gesundheitszentren. Eine Studie in Oslo und Bergen erhob die Auswirkungen der Ernährung mit Muttermilch auf die Säuglingssterblichkeit von 1860 - 1930. Dabei wurden 6900 Lebendgeborene der beiden Städte nach Stilldauer und Outcome verglichen. Fast dreimal so viele Nichtgestillte starben im ersten Lebensjahr. Je länger die Kinder gestillt wurden, desto niedriger war ihre Sterblichkeitsrate. Die Studie zeigte, dass eine längere Stilldauer einen anhaltend schützenden Effekt auch nach der Entwöhnung hatte (vgl. Rosenberg 1989:335-336). Bis zu einer Stilldauer von acht Monaten nahm die positive Wirkung für die Zeit danach kontinuierlich zu. Dies wurde einerseits den wertvollen Inhaltsstoffen der Muttermilch zugeschrieben, aber auch der Tatsache, dass stillende Mütter ihre Kinder in der Regel liebevoll umsorgen (vgl. Rosenberg 1989:346).

Bis zum Ende des 19. Jahrhunderts orientierte sich das Anlegen des Kindes an dessen Bedarf. Die Empfehlungen lauteten etwa: zweistündlich am Tag und in der Nacht sooft das Kind schreit, d.h. ungefähr dreistündlich, was rund zehn Mahlzeiten ergab. Auf Grund der Arbeitszeiten der Ammen im Spital wurde dann aber von ärztlicher Seite verordnet, dass die Brustmahlzeiten am Tag in vierstündlichem Rhythmus und niemals in der Nacht erfolgen sollten (vgl. Czerny, Keller 1907).

Trotz dieser Reglements kam es ab Anfang des Jahrhunderts bis zirka 1940 zu einer deutlichen Zunahme der Stilltätigkeit. Diese Phase wurde als die „erste Stillrenaissance" bezeichnet (vgl. Tönz 2003:5).

3.2. Stillen in der Zeit von 1934 - 1988

„Deutsche Mutter, du musst dein Kind stillen! [...] Nur wenn du dein Kind stillst, erfüllst du deine Pflicht als Mutter [...] erfüllst auch eine rassische Pflicht." (Haarer 1934:8)

Dieses auf den ersten Blick stillfreundliche Zitat stammt aus dem Bestseller ‚Die deutsche Mutter und ihr erstes Kind' der Medizinerin Johanna Haarer, welcher von 1934 bis 1988 kontinuierlich erschien. Nach einer „zeitgemäßen Reinigung" lautete der Titel des Buches ab 1945: ‚Die Mutter und ihr erstes Kind'. Die Gesamtauflage betrug zirka 1,2 Millionen Exemplare. Haarer zufolge sollte das Neugeborene, nachdem es unmittelbar nach der Geburt gewaschen, gewickelt und angezogen worden sei, 24 Stunden alleine in einem Raum bleiben (vgl. Chamberlain 2010:11). Bis in die Sechzigerjahre wurde eine 24-stündige Nahrungskarenz eingehalten (vgl. Scherbaum et al. 2003:5). Erst nach einem Tag also sollte der Säugling der Mutter zum Stillen gebracht werden. Das Hauptziel bestand darin, die Beziehungslosigkeit zu fördern, die Beziehung zwischen der Mutter bzw. den Eltern und dem Kind gar nicht erst entstehen zu lassen. Das Stillen sollte keinesfalls länger als 20 Minuten dauern. Wenn das Kind trödle, sollte das Stillen abgebrochen werden (dazu wird teils heute noch geraten). Trinken dürfe das Baby erst bei der nächsten planmäßigen Mahlzeit wieder. Habe das Kind bis dahin Hunger, geschehe es ihm erstens recht und zweitens lerne es dann, dass es sich beim nächsten Mal mehr beeilen müsse. Wenn der „Tyrann" schreie, solle man ihn schreien lassen (vgl. Chamberlain 2010:11). „Versagt auch der Schnuller, dann liebe Mutter, werde hart! Fange nur nicht an, das Kind aus dem Bett herauszunehmen, es zu tragen, zu wiegen, zu fahren oder es auf dem Schoß zu halten, es gar zu stillen." (Haarer 1934:5) Die Angst, Säuglinge durch intuitive Handlungen zu verwöhnen, ist noch immer fest in vielen Köpfen verankert.

Unzählige Babys hatten Todesangst wegen des Hungers, denn sie wussten nicht, ob sie überhaupt noch etwas bekommen würden. Und sie erlitten die Körperkontakt-Verlustangst, die ebenfalls eine Todesangst ist (vgl. Chamberlain 2010:32). Nicht ganz gesunde Kinder überlebten diese Tortur wohl (wie gewünscht) nicht. Bis heute überlebt haben hingegen Teile dieses inhumanen Gedankenguts.

In Haarers Buch gibt es Ratschläge zur strikten Einhaltung der Dauer der einzelnen Stillvorgänge und der Pausen dazwischen. Die Gesamtstilldauer wird nicht thematisiert. Sie dürfte sich jedoch beim empfohlenen Stillmanagement durch stetig abnehmende Milchbildung von selbst begrenzt haben.

Die Verringerung der Unterschiede zwischen Muttermilch und künstlicher Säuglingsmilchnahrung führte dazu, die Stilldauer ständig zu verkürzen (vgl. Scherbaum et al. 2003). Von 1940 an sanken Stillrate und -dauer bis zu einem Tiefpunkt Anfang der Siebzigerjahre (vgl. Vökt et al. 2007:20), als die Laktation routinemäßig durch postpartale Medikation unterdrückt wurde.

Nach 1968 erfolgte eine langsame Abkehr von Haarers Denkweise. Wer allerdings stillen wollte, hatte zunehmend mehr mit Widerstand zu rechnen. Stillen über das erste Jahr hinaus galt gar als pathologisch und warf Fragen nach der psychischen Stabilität der Mutter auf (vgl. Tönz 2003:5).

Die Formierung von Gruppen stillerfahrener Frauen im Rahmen der La Leche Liga und später professionelle LaktationsberaterInnen halfen mit, die ab Mitte der Siebzigerjahre anrollende neue Welle der Stillbegeisterung („zweite Renaissance") zu unterstützen. Die amerikanischen Kinderärzte Klaus und Kennel hatten 1982 die Prägung durch Frühkontakt und Rooming-in aufgezeigt und damit die Tore zu freiem Stillverhalten und Verlängerung der Stilldauer weiter geöffnet (vgl. Tönz in Scherbaum et al. 2003:5-6).

4. Erläuterung zu den Kernaussagen zum Stillen

In diesem Kapitel wird die aktuelle einheitliche Stellungnahme der WHO und weiterer Gesundheits- bzw. Ernährungskommissionen zum Stillen primär im Hinblick auf die Stilldauer unter die Lupe genommen.

4.1. Bedeutung der Muttermilch für die gesunde Entwicklung

Die Qualität der Muttermilch gegenüber anderen Formen der Säuglingsnahrung ist seit langem bekannt und wurde schon angenommen, bevor man die Möglichkeit hatte, sie mit moderner Labordiagnostik zu untersuchen. Darauf weist die bisherige Darstellung der historischen Stilltätigkeit hin. Die harten Fakten zur Kostbarkeit der Muttermilch sprechen ihre eigene Sprache.

4.1.1. Biologische Eigenschaften der Muttermilch

Die Zusammensetzung von Frauenmilch ist an den jeweiligen Entwicklungszustand des Kindes angepasst. Auf Grund wechselnder Bedürfnisse ändert sie sich vor allem in den ersten vier bis fünf Wochen nach der Geburt erheblich. Unter anderem nimmt der Proteingehalt vom Kolostrum über die transitorische Milch (Übergangsmilch) bis hin zur reifen Muttermilch ab, während der

Fettanteil stetig zunimmt. Über diesen Zeitraum hinaus ändert sich die Zusammensetzung im Hinblick auf die Nährstoffe nicht mehr wesentlich. Bei Müttern reif geborener Kinder steigt der Lipidgehalt der Milch nach vier Wochen Stilldauer von 1,9 auf 3,1 Gramm pro Deziliter an, bei Müttern von Frühgeborenen kann er bis zu 30 Prozent höher sein. Außerdem ist der Fettgehalt der Milch am Ende einer Stillmahlzeit etwa viermal so hoch wie zu Beginn. Er unterliegt auch circadianen Veränderungen mit einem Maximalwert zwischen 16 und 20 Uhr und einem niedrigen Wert während der Nacht (vgl. Parlesak 2003:89-91).

Eine Reihe von Mineralstoffen, Spurenelementen, Enzymen, Wachstumsfaktoren und Hormonen, die den Stoffwechsel des Kindes beeinflussen, sind in humaner Milch enthalten. Gestillte Säuglinge haben im Vergleich zu formulaernährten einen verringerten Energiestoffwechsel, eine reduzierte Herzfrequenz und eine niedrigere Körpertemperatur (vgl. Scherbaum et al. 2003:89-90).

Die Mineralstoffkonzentration in der Muttermilch steht in keinem Verhältnis zu ihrem Gehalt im Serum der Mutter. Selbst bei einem extremen Abfall von Calcium im mütterlichen Serum beispielsweise, verfügt die Brustdrüse über Kontrollmechanismen, die nach gleicher Stilldauer eine vergleichbare Gesamtzufuhr von Calcium ermöglichen. Auch im Falle einer durch Eisenmangel bedingten Anämie der Mutter bleibt der Eisengehalt in der Muttermilch unverändert (vgl. Kelleher, Lönnerdal 2007:491-493).

4.1.2. Vorteile für die Hirnentwicklung

Bereits 1985 entdeckten Forscher um Gerald Gaull, dass unter anderem Taurin, die zweithäufigste Aminosäure in humaner Milch, eine bedeutsame Rolle für die frühkindliche Gehirnreifung spielt (vgl. Wright et al. 1986:438). Inzwischen wurden diese Ergebnisse bestätigt und umfangreiche epidemiologische Untersuchungen zeigen sogar einen Dosis-Wirkungs-Effekt des Stillens mit höheren IQ-Werten und besserer Kognition in späterer Kindheit und Jugend unabhängig von Geburtsgewicht, Gestationsdauer, mütterlichem Bildungsstand und sozioökonomischem Status (vgl. McCrory, Murray 2012).

NeurologInnen aus den USA und Großbritannien beschrieben im Mai 2013 signifikante, von der Stilldauer abhängige, Unterschiede der Hirnentwicklung im Alter von zehn Monaten bis zu vier Jahren (305 bis 1541 Tage) bei 133 gesunden Kindern mit einer Schwangerschaftslänge von 37 bis 42 Wochen und einem Apgarwert von mindestens „acht" nach zehn Minuten (vgl. Deoni et al. 2013).

Das Manuskript der fächerübergreifenden repräsentativen Studie wurde am 17. Mai 2013 von „Pubmed" akzeptiert, die Endfassung der Publikation liegt noch nicht vor. Die hervorzuhebenden Resultate sind:

- Verbesserung der frühen Hirnmyelinisierung durch Stillen (Myelinisierung ist die Umhüllung von Nervenfasern mit Marksubstanz. Die Impulsübertragungsgeschwindigkeit verhält sich proportional zur Dicke der Markscheide.)

- höhergradige kognitive Leistung bei gestillten Kindern im Alter von zwei Jahren

- reiferes Sozialverhalten durch längere Stilldauer (vgl. Deoni et al. 2013)

Mittels MRI (Magnetic resonance imaging = Magnetresonanztomografie) wurde die Mikrostruktur der weißen Substanz (Myelin) während des natürlichen Schlafes in verschiedenen Arealen untersucht. Dabei wurde der VFм-Wert (vom Myelinwasseranteil innert der Myelinscheiden abhängig, vgl. Labadie, Möller 2010) gemessen. Verglichen wurden die Resultate mindestens drei Monate ausschließlich gestillter (insgesamt 90 bis 900 Tage, mean = arithmetischer Mittelwert, Durchschnittswert = 413 ± 186 Tage), teilgestillter (14 bis 610 Tage, mean = 149 ± 136 Tage) und einzig mit Säuglingsmilchprodukten ernährter Kinder. Außerdem wurde der Zusammenhang zwischen der Gesamtstilldauer und der Hirnmyelinisierung analysiert. Gestillte Kinder zeigten eine vermehrte Entwicklung weißer Masse (Myelin) im später reifenden Frontalhirn und in den Cortexarealen. Je länger die Kinder mit Muttermilch ernährt wurden, desto mehr weiße Substanz wiesen sie im MRI in verschiedenen Hirnregionen auf, was mit einer besseren Kognition einhergeht (vgl. Deoni et al. 2013).

Im Alter von 2,2 bis 4 Jahren (800 bis 1541 Tage) wurde bei Probanden, welche sich in den ersten 800 Lebenstagen ähnlich entwickelten, die VFм-Kurve ermittelt. Zusätzlich wurden sie verhaltensspezifisch untersucht. Die voll Gestillten schnitten bei sämtlichen Tests für Feinmotorik, Sprache, Sprachverständnis und visuelle Wahrnehmung besser ab. Grobmotorik-Scores wurden nicht weiter überprüft, weil alle Kontrollierten in dieser Domäne den

Maximalwert vor dem Test bereits erreicht hatten (vgl. Deoni et al. 2013).

Zusätzlich wurde die Beziehung zwischen Stilldauer und Entwicklung bei der Gruppe der mindestens drei Monate voll gestillter Kinder eruiert. Es wurde zwischen weniger als 12 Monaten und mehr als 15 Monaten mit humaner Milch Ernährter differenziert. Im MRI zeigten sich bei den länger Gestillten erhöhte VF_M-Werte im Sprachzentrum, in der Hörrinde und im somatosensorischen Cortex, was mit verbesserter Sprachleistung, visueller und akustischer Wahrnehmung, sowie motorischer Leistungsfähigkeit einhergeht (vgl. Deoni et al. 2013).

Vermutlich ist der reiche Gehalt an Cholesterol und langkettiger Fettsäuren, speziell DHA (Docosahexaensäure) und AA (Arachidonsäure), hauptverantwortlich für die Entwicklungsvorteile länger Gestillter (vgl. Guesnet, Alessandri 2011:7-9). Im Unterschied zur Brustmilch enthält Formula-Milch begrenzt Cholesterol und nur die Vorstufen von DHA und AA, welche vom Säugling folglich selbst synthetisiert werden müssen (vgl. Deoni et al. 2013).

Einheitliche Trends quer über die Studiendaten bewegten die WissenschaftlerInnen dazu, die Empfehlungen der WHO und der „American Academy of Pediatrics" für ausschließliches Stillen in den ersten sechs Lebensmonaten und weiteres Stillen bis zum Alter von zwei Jahren und darüber hinaus zu unterstützen (vgl. Deoni et al. 2013).

Das Dosis-Wirkungsverhältnis zwischen Stilldauer und kognitiver Entwicklung wurde ebenfalls bei 1387 zweijährigen und 1199 dreijährigen französischen Vorschulkindern getestet. Auch hier lieferten die Gestillten bei sämtlichen Untersuchungen die besseren Ergebnisse als die Nichtgestillten. Eine längere Gesamtstilldauer stand im Zusammenhang mit überlegener Kognition und Motorik. Bei der Entwicklung von Problemlösungsstrategien profitierten die Kinder von lange dauernder ausschließlicher Brustmilchernährung (vgl. Bernard et al. 2013:1-4).

4.1. Praktische Aspekte des Stillens

Sprechen die Studien zu den biologischen Eigenschaften der Muttermilch und ihrer positiven Auswirkung auf die Gesundheit und kognitive Leistungsfähigkeit der Kinder schon eine deutliche Sprache, so gibt es zusätzlich eine Reihe von praktischen Aspekten, die für das Stillen sprechen und im Folgenden dargestellt werden.

4.2.1. Einwandfreie Hygiene der Muttermilch

Stillen ist ein Kreislauf, bei dem die Nachfrage das Angebot reguliert. Der mütterliche Organismus stellt normalerweise genau die Menge an Milch bereit, die das Baby benötigt. Dadurch ist „Frische" und einwandfreie Hygiene gewährleistet.

In der Geschichte spielte mangelnde Hygiene in Kombination mit Flaschenmilchnahrung eine schmerzliche Rolle. Mikroorganismen und pathogene Keime wurden erst 1841 entdeckt, Kältemaschinen gab es ab 1859 und das Händewaschen wurde nach 1867 eingeführt. Besonders prekär war die Situation in den Sommermonaten. Noch 1899 war die Mortalität von Flaschenkindern im Sommer neunmal so hoch wie im Winter (vgl. Obladen 2012:89).

Im Jahr 2010 lag die Säuglingssterblichkeit weltweit bei 3,07 Millionen. UNICEF und WHO schätzten die Zahl der Todesfälle durch Nicht- oder suboptimales Stillen auf etwa 1,4 Millionen, das sind 160 Kinder pro Stunde (vgl. Liu et al. 2012:2151-2152). Die Präsenz westlichen Lebensstils mit Werbung in Massenmedien führte in den Entwicklungsländern in zunehmendem Maße zur Anwendung von Muttermilchersatzprodukten. Gepaart mit verschmutztem Trinkwasser und unzureichenden hygienischen Bedingungen kommt es vermehrt zu Durchfallerkrankungen auch mit Todesfolge. (vgl. Scherbaum et al. 2003:32) Leiden hingegen gestillte Kinder unter Gastroenteritiden, nehmen sie im Vergleich zu Flaschenkindern trotzdem weiterhin Muttermilch und damit Energie zu sich, auch wenn ihr Appetit und die Aufnahme anderer Nahrungsmittel, wie bei Erkrankungen üblich, herabgesetzt ist.

Langes Stillen, davon sechs Monate ausschließlich, stellt demnach in Entwicklungsländern aus hygienischen Gründen eine Überlebensstrategie dar (vgl. Scherbaum et al. 2003:366).

4.2.2. Direkte und indirekte Kostenersparnis

Einschätzungen der Muttermilch nach ökonomischen Kriterien sind äußerst schwierig. In die Berechnungen gehen meist nur die Kosten ein, die für den Ersatz durch industrielle Produkte nötig wären. Der Preis dafür ist in Industrienationen ungefähr zwei- bis dreimal so hoch wie jener für den zusätzlichen Nahrungsbedarf stillender Frauen (vgl. Scherbaum et al. 2003:39).

Da nicht jede Frau stillen kann und die Milch in den Milchbanken knapp und aus diesem Grund den Frühchen vorbehalten ist, besorgen sich einige Frauen Muttermilch über soziale Netzwerke wie „Human Milk 4 Human Babies" oder „Eats on Feets" über Facebook. Ärzte und Behörden warnen vor diesem unkontrollierten Handel, weil ein eventueller Drogen-, Alkohol-, Nikotin- oder Medikamentenabusus der Spenderin nicht bekannt ist. Beim Abpumpen können sich Haut- und Darmbakterien einschleichen. HIV-, Hepatitis-B- und Cytomegalieviren werden übertragen. Bei Nichteinhalten der Kühlkette im Versand können sich Keime zudem vermehren. Hingegen werden mit der Milch der eigenen Mutter Antikörper mitgeliefert, die das Kind genau vor den Keimen schützen, denen es in seiner Umgebung ausgesetzt ist (vgl. Merlot 2012).

Corinna Gebauer, ärztliche Leiterin der größten deutschen Milchbank am Universitätsklinikum Leipzig, befürchtet, dass Frauen, die ihre Milch im Internet anbieten, vor allem den Profit im Sinn haben (vgl. Merlot 2012). Die Neonatologin sagt: „In den USA, wo das System bereits weiter verbreitet ist als hierzulande, verlangen einige Frauen schon mal 100 Dollar für einen Liter Muttermilch" (Merlot 2012). Zu welchen Preisen die Milch in Deutschland die Besitzerin wechselt, ist offiziell nicht bekannt (vgl. Merlot 2012); unter der Hand ist von zirka 60 Euro pro Liter die Rede.

Der Wert des Selbststillens übersteigt zweifellos alle finanziellen Aufwendungen für gekaufte Frauen- oder Formula-Milch. Die Ausgaben für stillfördernde Maßnahmen sind verhältnismäßig gering. Investitionen in Stillprogramme gehören zu den kosteneffektivsten Präventionen im gesamten Gesundheitswesen. „Indirekte" Einsparungen für Familien und Staat ergeben sich hauptsächlich durch die geringeren Erkrankungsraten gestillter Kinder sowie die langfristigen Vorteile des Stillens für die Gesundheit der Frauen. Je länger gestillt wird, desto günstiger sind die Auswirkungen für Mutter und Kind bzw. desto weniger Kosten für Medizin und Psychotherapien entstehen (vgl. Scherbaum et al. 2003:37-39).

Am 5. Juni 2013 wurde von PubMed eine noch im Druck befindliche Kostenanalyse des jährlichen ökonomischen Mehraufwandes für die mütterliche Gesundheit in den USA auf Grund suboptimaler Stilldauer bewilligt. Dafür wurde die Literatur einer retrospektiven Kohortenstudie aus dem Jahre 2002 verwendet, welche die Ergebnisse der Gesundheitsforschung von 1,88 Millionen 70jährigen Frauen ab dem Alter von 15 Jahren beinhaltete. Mit Hilfe der Monte Carlo-Datenanalyse wurde das Outcome der Frauen verglichen, wenn angenommen 90 statt aktuell 23 Prozent eine Gesamtstilldauer von mindestens einem Jahr nach jeder Geburt aufweisen würden. Es wurde geschätzt, dass aus der gegenwärtig kürzeren Stillzeit z.B. 4981 mehr Brustkrebsfälle, 53847 mehr Bluthochdruckkrankheiten und 13946 mehr Herzinfarkte resultieren. Unter Anwendung einer dreiprozentigen Inflationsrate (2011) ergaben sich Mehrkosten von 17,4 Billionen Dollar pro Jahr für die USA infolge nicht „perfekter" Stilldauer (vgl. Bartick et al. 2013).

4.3. Risikominimierung für Erkrankungen

Weltweit sind die langfristigen nachteiligen Konsequenzen zu früher Beifütterung und zu kurzer Gesamtstillzeiten enorm und kommen vor allem in Entwicklungsländern in Form einer erhöhten Morbidität und Mortalität bei Kleinkindern zum Tragen (vgl. Liu 2012:2151)

Der mütterliche Wunsch zu Stillen ist überwiegend durch die Sorge um das kindliche Wohlergehen bestimmt, obwohl die Sorge um die eigene Gesundheit eine ebenso starke Motivation sein könnte. Bislang wenig Beachtung findet der wichtige Effekt des längeren Stillens auf Körpergewicht und Figur beispielsweise, insbesondere auf den Fettansatz im Bereich der unteren Körperhälfte (vgl. Scherbaum et al. 2003:316). Die „Problemzonen" bei Frauen sind nämlich häufig die Hüften und Oberschenkel, während der Oberkörper schlank bleibt. Wenn auch diesbezüglich ästhetische Aspekte im Vordergrund zu stehen scheinen, steckt dahinter die Prävention bedeutender Gesundheitsprobleme, wie der Karzinome und möglicherweise des metabolischen Syndroms. Bislang ist keine medizinische Vorkehrung bekannt, die die Risken von Brust- und Eierstockkrebs ähnlich gravierend verringern könnte wie prolongiertes Stillen. Nie ist ein negativer Gesundheitseffekt durch prolongierte Laktation beschrieben worden (vgl. Scherbaum et al. 2003:59,315).

Stillen führt im Vergleich zur Ernährung mit Muttermilchersatzprodukten zu einem verminderten Risiko für spätere Adipositas und zu einer geringeren Infektanfälligkeit des Kleinkindes. Die erhöhte Immunabwehr hält über den Zeitraum des Stillens hinaus an und wird sowohl durch direkt wirksame keimabtötende Bestandteile der Frauenmilch (Proteine und Zellen) als auch durch Botenstoffe (Immunglobuline, Lymphozyten, Phagozyten, Zytokine, Oligosacharide, Nukleotide, Lysozyme, Laktoferrin, Interferon und andere) erreicht, die das kindliche Immunsystem aktivieren (vgl. Agostoni 2009:113). Die Konzentration der hochspezifischen Immunglobuline (überwiegend sIgA = sekretorisches Immunglobulin A) nimmt zwar im Laufe der gesamten Stilldauer ab, bleibt aber durch das steigende Aufnahmevolumen in den ersten sechs Monaten konstant. Nimmt der Säugling bei Erkrankung wenig zu sich, steigt die sIgA-Konzentration durch einen noch ungeklärten Steuermechanismus (vgl. Scherbaum et al. 2003:94-97).

4.3.1. Weniger Gastroenteritiden, Luftwegsinfekte, Otitiden und HIV-Übertragung

Respirations- und Gastrointestinaltraktinfektionen zählen zu den häufigsten Erkrankungen bei Kindern. In den USA beispielsweise erkranken geschätzte 3,6 von 23,6 Millionen unter Fünfjährige allein an Rotavirusinfektionen (vgl. Plenge-Bönig 2010:1471).

Holländische ForscherInnen folgten einem Aufruf der WHO zu mehr Forschung bezüglich des Nutzens von sechs statt vier Monaten ausschließlichem Stillen in Industrieländern. In einer bevölkerungsrepräsentativen prospektiven Kohortenstudie in Rotterdam untersuchten sie die Beziehung zwischen der Dauer des ausschließlichen Stillens und ärztlich behandelten Darm- und Luftwegsinfektionen im ersten Lebensjahr. Die Befragung von 7295 Einlingen bzw. deren Eltern wurde ausgewertet. Alle Kinder wurden zwischen April 2002 und Jänner 2006 geboren (vgl. Duijts et al. 2010:18-20).

88 Prozent der Mütter begannen zu stillen, 29 Prozent stillten weniger als vier Monate, 25 Prozent vier bis sechs Monate und 34 Prozent länger. Nur 1,4 Prozent der Säuglinge wurden sechs Monate lang ausschließlich gestillt. 40 Prozent aller Säuglinge hatten im ersten Lebenshalbjahr einen URTI (Infekt der oberen Luftwege), 8 Prozent einen LRTI (Infekt der unteren Luftwege) und 8 Prozent eine GI (Gastroenteritis), zwischen sieben und zwölf Monaten wurden 2.958 auf Grund von URTI, 3.027 auf Grund von LRTI und 2.938 infolge GI medizinisch therapiert (vgl. Duijts et al. 2010:20-21).

Verglichen mit nie gestillten Kindern hatten vier Monate ausschließlich und anschließend teilweise gestillte Säuglinge ein deutlich geringeres Risiko, in den ersten sechs Monaten an URTI- (OR = Odds Ratio = Quotenverhältnis: 0,65; 95% CI = Confidence Interval = Vertrauensbereich: 0,51-0,83), LRTI- (OR: 0,50; CI: 0,32-0,79) und GI-Infektionen (OR: 0,41; CI: 0,26-0,64) zu erkranken. (vgl. Duijts et al. 2010:18) Ähnliche Tendenzen wurden bei ausschließlichem Stillen für sechs Monate oder länger beobachtet. Angesichts der niedrigen Fallzahl sind diese Ergebnisse jedoch statistisch nicht signifikant (vgl. Duijts et al. 2010:24).

Durch den Gehalt an sekretorischem IgA in der Muttermilch sind gestillte Säuglinge besonders gegen Durchfallerkrankungen besser geschützt. Milchsäurebildende Bifidusbakterien in der Frauenmilch führen darüber hinaus zu einem sauren Darmmilieu, wodurch das Wachstum pathogener Darmkeime gehemmt wird.

Zum Unterschied von sechs Monate und länger gestillten zeigten vier bis sechs Monate gestillte Säuglinge ein höheres Risiko für Pneumonie (OR: 4,27; 95% CI: 2,27-14,35) und rezidivierende Otitis media (OR: 1,95; CI: 1,06-3,59). Es ist anzunehmen, dass Muttermilchernährung einen anhaltend schützenden Effekt hat (vgl. Duijts et al. 2010:23).

Die ForscherInnen sind der Meinung, ihre Erkenntnisse unterstützten die WHO-Empfehlung für ausschließliches Stillen in den ersten sechs Monaten auch in Industrieländern (vgl. Duijts et al. 2010:18).

Ein Überblick über aktuelle Evidenz zum Thema „Stillen und Otitis media" zeigt eine Dosis-Wirkungs-Beziehung. Im Vergleich zu Formula- und teilweise Formula-Ernährten haben mindestens vier Monate voll gestillte Säuglinge in etwa ein halb so hohes Risiko, an einer akuten Mittelohrentzündung zu erkranken. Die Wissenschaftlerinnen schlugen weitere Forschung mit präzisen und einheitlichen Fütterungsdefinitionen und der Unterscheidung zwischen direkter Brustmilchernährung und der Gabe humaner Milch mit der Flasche vor (Abrahams, Labbok 2011:508-510).

Dass Kinder HIV-positiver Mütter ein vermindertes Infektionsrisiko haben, wenn sie länger als vier Monate voll gestillt werden, ermittelte ein Forscherteam aus Los Angeles überraschend anhand 958 HIV-infizierter Mütter und deren Säuglingen aus Sambia. Ausschließliches Stillen für sechs Monate stellte sich als die sicherste Option für einen

Infektionsschutz heraus. Hingegen ließ ein abruptes Abstillen die HIV-Konzentration in der Muttermilch ansteigen (vgl. Kuhn et al. 2013:181).

4.3.2. Reduktion von Übergewicht beim Kind

Von den langzeitpräventiven Effekten des Stillens ist der Einfluss auf die Entwicklung von Übergewicht und Obesitas (Fettsucht) im Kindesalter am besten untersucht (vgl. Vökt 2007:21). In einer longitudinalen Geburten-Kohorten-Studie von Bergmann wurden komplette Daten von 480 Kindern im Alter von sechs Jahren ausgewertet. Bereits bei einer Stilldauer von mindestens drei Monaten war ein signifikanter Unterschied des BMI und der Hautfaltendicke im Vergleich zu Kindern feststellbar, die nicht oder weniger als drei Monate gestillt worden waren (vgl. Bergmann 2003:162-165).

Die Korrelation zwischen der Stilldauer von mehr als einem Monat und der Risikoreduktion für Übergewicht und Adipositas wurde durch eine Metaanalyse von 17 Studien bestätigt. Unter einem Monat lag die OR bei 1,0 (95% CI: 0,65-1,55), von einem bis drei Monaten bei 0,81 (95% CI: 0,74-0,88), von vier bis sechs Monaten bei 0,76 (95% CI: 0,67-0,86) und von sieben bis neun Monaten bei 0,67 (95% CI: 0,55-0,82). Mit jedem Monat, den ein Kind gestillt wurde, reduzierte sich das Risiko für Übergewicht um vier Prozent (vgl. Harder et al. 2005:395-399).

Weil gestillte Kinder die von ihnen konsumierte Milchmenge selbst regulieren, lernen sie möglicherweise, die Energiezufuhr auch nach der Entwöhnung besser zu steuern. Der geringere Protein- und

Kaloriengehalt mag ebenfalls einen Einfluss auf die spätere Körperstruktur haben (vgl. Agostoni et al. 2009:119).

Ein Review aus 17 Studien mit insgesamt 17.498 Testpersonen belegte zudem, dass (speziell ausschließliches) Stillen mit niedrigeren Blutcholesterinwerten (v.a. LDL-Cholesterin) im weiteren Leben verbunden war (vgl. Owen 2008:305-307). Bei über 19Jährigen, die als Säuglinge gestillt wurden, ist das durchschnittliche Gesamtcholesterin um 0,18 Milimol pro Liter (95% CI 0,06-0,30 mmol/L) niedriger als bei Formula-Ernährten. Dies bestätigte eine Metaanalyse der WHO (vgl. Agostoni et al. 2009:118).

Eine aktuelle Studie mit 13.879 Mutter-Kind-Paaren aus Weißrussland besagt, dass der Einfluss der Stilldauer auf den BMI der Kinder mit 11,5 Jahren nicht signifikant sei. Die Frauen der Interventionsgruppe wurden in den ersten Lebenstagen ihres Babys angehalten, nach WHO-Empfehlungen zu stillen. Die zweite Gruppe bekam keine speziellen Anweisungen. Im Vergleich zur Kontrollgruppe wurden nach drei Monaten 72,7 vs. 60 Prozent gestillt, nach einem halben Jahr waren es 49,8 vs. 36,1 Prozent und nach einem Jahr 19,7 vs. 11,4 Prozent. (Martin et al. 2013:1005-1008). Dazu muss erwähnt werden, dass das Ergebnis vielleicht zustande kommen konnte, weil der Unterschied zwischen den beiden Kategorien bereits nach drei Monaten nicht sehr groß war. Die Autoren wurden teilweise von Nestlé Nutrition gesponsert (vgl. Le Ker 2013). Dieser Weltkonzern hat wohl damit gerechnet, dass sich nur die Schlagzeile in den Köpfen der Menschen verankert und dadurch ein Vielfaches der finanziellen Mittel, die für die Forscher „zum Fenster hinausgeworfen" wurden, bei der Türe wieder hereinkommen wird.

4.3.2. Senkung der Brustkrebsrate

Eine längere Lebensstillzeit korreliert mit einem niedrigeren Brustkrebsrisiko. Pro Stilljahr sinkt die Erkrankungsrate um 4,3 Prozent (95% CI 2,9-5,8) und zusätzlich pro Kind um 7 Prozent (5,0-9,0). Nicht-Stillen und kurze Stillzeiten sind die Hauptfaktoren für Brustkrebs in Industrieländern. Dort betrug die durchschnittliche Gesamtstilldauer laut einer Metaanalyse aus 47 Studien, durchgeführt in 30 Ländern, mit 50.302 Teilnehmerinnen mit und 96.973 ohne Mamma-Karzinom 8,7 Monate, jene in Entwicklungsländern 29,2 Monate (vgl. Collaborative Group on Hormonal Factors in Breast Cancer 2002:187-190). Bei einer Umfrage in Sri Lanka beispielsweise lag die mittlere Stilldauer bei Kindern unter drei Jahren 2007 bei 33 Monaten (vgl. Silva et al. 2010:268).

An Brustkrebs erkrankte Frauen der oben erwähnten Metaanalyse stillten im Schnitt 9,8 Monate, Probandinnen der Kontrollgruppe 15,6 Monate. Würden die Mütter in den westlichen Ländern die Stillmuster ihrer afrikanischen und asiatischen Kolleginnen übernehmen, könnte hierzulande die Brustkrebsrate um mehr als die Hälfte, nämlich von 6,3 auf 2,7 Prozent bis zu einem Alter von 70 Jahren gesenkt werden (vgl. Collaborative Group on Hormonal Factors in Breast Cancer 2002:187-190). Das Resultat der Studie in Sri Lanka war eine Risikoreduzierung von 66 Prozent nach 12 Monaten Gesamtlaktationszeit. Nach einer Stilldauer von insgesamt 24 Monaten wurde das Risiko um 87 Prozent und bei 36 Monaten um 94 Prozent minimiert (vgl. De Silva 2010:270-272).

Der periodische Einfluss von Östrogen und Progesteron auf das Brustgewebe kann durch die Ovulationshemmung auf Grund des hohen Prolaktinspiegels bei Laktierenden aufgeschoben werden. Wäre dies die einzige Ursache zur Herabsetzung der Brustkrebshäufigkeit, wäre der Erfolg auf Östrogen- und Progesteron-Rezeptor-positive Karzinome beschränkt (vgl. Kobayashi et al. 2012:305). Diese sprechen auf Hormonbehandlungen an und haben eine weit bessere Prognose (vgl. Redondo et al. 2012:1) als TNBC-(triple negative breast cancer)Tumore (vgl. Kobayashi et al. 2012:305). Laut einer Analyse aus 890 Brustkrebspatientinnen und 3.432 abgestimmten Kontrollpersonen reduziert eine längere Stilldauer vielmehr auch das Risiko für eine triple-negative maligne Wucherung in der Prämenopause (pro sechs Monate: OR = 0,76, 95% CI 0,64-0,90). Triple-negative sind Östrogen-, Progesteron- und Epidermal-Wachstumsfaktor-HER2- (beeinflusst Zellteilung und -differenzierung oft günstig) Rezeptor-negative Tumorarten (vgl. Gaudet et al. 2011:587-589).

Chinesische Frauen aus Fischerdörfern in Hongkong, die ihren Kindern „traditionell" (Greaves 2002:156) nur die rechte Brust geben, hatten auf der linken Seite ein vierfach erhöhtes Risiko für einen malignen Tumor (vgl. Ing et al. 1977:126).

Obwohl noch nicht ausreichend untersucht wurde, wieso eine lange Stilldauer ein Schutz gegen Mamma-Karzinome ist, weisen die Ergebnisse auf einen engen Zusammenhang zwischen langsamem Abstillen und der Abschwächung entzündlicher Reaktionen während der Rückbildung hin. Die Aufeinanderfolge von Ereignissen, die in der laktierenden Brust vom Beginn der Schwangerschaft bis zur

Entwöhnung auftreten, beeinflusst das Risiko für ein Mamma-Ca nämlich auf zwei Arten: Die Zellerneuerung wegen Ausdehnung und Umbildung ist vorteilhaft, hingegen wirkt sich der Prozess des Zellsterbens, insbesondere des schnellen, durch frühes und rasches Abstillen verursachten, ungünstig auf das Gewebe aus (vgl. Kobayashi et al. 2012:305-306).

4.3.2. Prävention von Ovarialkarzinomen durch Laktation

Vier Prozent aller weiblichen malignen Tumore sind Ovarialkarzinome. Sie sind schwer zu diagnostizieren und zu behandeln (vgl. Su et al. 2013:354) und Erkrankte haben eine Gesamt-Fünf-Jahres-Überlebensrate von nur zirka 45 Prozent (vgl. Siegel et al. 2013:12). In den USA war der Eierstockkrebs 1997 die vierthäufigste onkologische Todesursache für Frauen. Es gab etwa 26.000 Neuerkrankungen und 14.000 Kranke starben (vgl. Risch 1998:1774). Prävention ist daher die gewünschte Strategie. Es gibt zunehmende Evidenz für einen protektiven Effekt von langem Stillen (vgl. Su et al. 2013:354).

Zwischen August 2006 und Juli 2008 wurde im Süden Chinas eine Fallkontrollstudie zum Thema „Ovarialkarzinom und Stilldauer" unternommen. Die Stichprobe mit 493 Eierstockkrebspatientinnen und 472 Kontrollprobandinnen mit ähnlichem Lebensstil und einem Durchschnittsalter von 59 Jahren fand eine signifikant umgekehrte Dosis-Wirkungs-Relation für die Gesamtlaktationszeit und für die Anzahl der gestillten Kinder. Die angepassten ORs waren 0,09 (95%

CI: 0,04-0,19) für Frauen mit 31 und mehr zum Unterschied von 10 und weniger Stillmonaten und 0,38 (95% CI: 0,27-0,55) für Mütter, die drei und mehr Kinder stillten im Vergleich mit jenen, die nur ein Kind an der Brust ernährten. Die Resultate stimmen mit den aktuellen nationalen Leitlinien zur Stillförderung überein (vgl. Su et al. 2013:354-358).

Zwei prospektive amerikanische Kohortenstudien, bei denen von insgesamt 149.693 Teilnehmerinnen 391 erkrankten, zeigen ebenso ein wesentlich geringeres Ovarial-Ca-Risiko für Frauen, die 18 und mehr Monate stillten (RR = risk ratio = 0,66, 95% CI 0,46-0,96). Pro Stillmonat sinkt die relative Gefahr, einen Ovarialkrebs zu entwickeln, um zwei Prozent. (vgl. Danforth et al. 2007:517) Eine Metaanalyse aus neun Fallkontrollstudien publizierte ein um 30 Prozent vermindertes Ovarialkarzinomrisiko für Mütter, die jemals stillten (vgl. Ip et al. 2009:17).

Laktation hemmt die Ovulation durch einen erhöhten Prolaktinspiegel, was in weiterer Folge die Sekretion von Gonadotropinen (follikelstimulierende und luteinisierende Hormone) verhindert, die bei der Entwicklung von Ovarialtumoren eine Rolle spielen (vgl. McNeilly 2002:583). Die Gonadotropinhypothese behauptet, hohe Gonadotropinkonzentrationen würden zu exzessiver Stimulation der Eierstockepithelzellen führen, was Tumorbildung bedingt (vgl. Zheng et al. 2007:325). Zwei weitere Theorien erklären die Reduktion der Erkrankungsfälle durch Stillen mit dem Rücktransport endogener Karzinogene durch Tuben, Uterus und Vagina nach außen (vgl. Cramer, Xu 1995:311) und dem „Progesteronmangel" (vgl. Risch 1998:1779).

4.3.5. Uterusrückbildung und metabolische Vorteile

Die durch das Saugen an der Brust induzierte Oxytocinausschüttung führt zu uterinen Kontraktionen, welche die Blutung stillen und die Gebärmutterrückbildung fördern (vgl. Scherbaum et al. 2003:94). Langes Stillen beeinflusst außerdem den mütterlichen Metabolismus auf tiefgreifende Art und Weise. Unter anderem wird die abdominale Adipositas (Bauchfettsucht), einer der Schlüsselfaktoren für das metabolische Syndrom mit Fettstoffwechselstörungen, Diabetes Typ II, Bluthochdruck und einem BMI von über 25 kg/m^2, reduziert (vgl. Tørris et al. 2013:8).

Für den mütterlichen Stoffwechsel endet die Schwangerschaft nicht mit der Geburt, sondern mit dem Zeitpunkt des Abstillens. Während der Gestation wächst das Bauchfett, und die Insulinresistenz (vermindertes Ansprechen menschlicher Körperzellen auf das Hormon Insulin, welches die Glukosekonzentration im Blut reguliert) sowie die Blutfette (Cholesterin und Triglyceride) steigen. Diese Veränderungen scheinen sich durch Laktation schneller und vollständiger wieder aufzuheben (vgl. Stuebe, Rich-Edwards 2009:81-83).

Die Ergebnisse einer fächerübergreifenden Studie aus Norwegen stützen die oben angeführte Hypothese. Bei einem durchschnittlichen Zeitabstand von 4,7 Jahren seit der letzten Geburt, im Schnitt 1,9 Kinder, einer durchschnittlichen Lebensstillzeit von 19 Monaten und einer Stilldauer von 10,3 Monaten pro Kind hatten diejenigen Mütter, die weniger als zehn Monate stillten, höhere Glukosewerte (5,2 mmol/L versus 5,0 mmol/L), Triglyceride (0,91 mmol/L vs. 0,66 mmol/L), eine höhere WHR (waist-to-hip ratio = Verteilung des Körperfetts auf Taille und Hüfte; 0,81 vs. 0,77) und einen höheren Cholesterinspiegel (4,78 mmol/L vs. 4,32 mmol/L) als jene, die mehr als zehn Monate stillten (vgl. Tørris et al. 2013:8). Finnische Frauen, die länger als ein Jahr stillten, hatten während der Laktation und auch zwei Monate nach Beendigung konstant höhere HDL-(high-density lipoprotein = „das gute Cholesterin")Werte (vgl. Kallio et al. 1992:1327). Gunderson et al. verglichen den präkonzeptionellen HDL-Wert mit jenem nach dem Abstillen und beschrieben für eine mindestens dreimonatige Stilldauer eine Wertverbesserung von durchschnittlich sechs Miligramm pro Deziliter (vgl. Gunderson et al. 2010:495). Der diastolische Blutdruck sinkt mit zunehmender Stilldauer leicht ab (vgl. Tørris et al. 2013:11).

Ein erheblicher Gewichtsverlust, verbunden mit einer Abnahme des Bauchumfanges, zeigte sich bei Stillenden besonders zwischen drei und sechs Monaten post partum (vgl. Stuebe, Rich-Edwards 2009:82-83). Bei einer Studie in Michigan erreichten Frauen, die ihr Baby im ersten Lebensjahr überwiegend stillten, abhängig von den gestationsbedingten „Mehrkilos", ungefähr sechs Monate früher das Ausgangsgewicht vor der Schwangerschaft im Vergleich zu denen, die ihre Kinder mit Säuglingsmilchnahrung fütterten (vgl. Janney et al. 1997:1119-1120). Untersuchungen an 740.628 englischen Frauen mit einem Durchschnittsalter von 57,5 Jahren ergaben, dass der BMI für jeweils sechs Monate Stilldauer um 0,22 kg/m² reduziert war (Bobrow et al. 2013:715).

Es wird angenommen, dass durch prolongiertes Laktieren langfristig günstige Stoffwechseleffekte und ein geringeres Auftreten des metabolischen Syndroms bis Jahre nach der Entwöhnung des Kindes erzielt werden. Als außerordentlich vorteilhaft erwies sich diesbezüglich das prolongierte Stillen für Mütter mit einem Gestationsdiabetes in der Anamnese (vgl. Gunderson et al. 2010:495). Europäische WissenschaftlerInnen beispielsweise publizierten im April dieses Jahres eine verbesserte Insulinsensitivität und -sekretion als auch eine höhere Glukosetoleranz ab zehn Monaten Stilldauer und einen vermutlich vom Prolaktinspiegel abhängigen niedrigeren HOMA-Index (Homeostasis Model Assessment, gibt Hinweis auf Insulinresistenz) für mindestens drei Monate ausschließlich und überwiegend Stillende. Die positiven Effekte hielten bis vier Jahre nach der Entbindung an (vgl. Chouinard-Castonguay et al. 2013:517-519).

4.4.   Förderung der emotionalen Bindung

„Da Stillen neben der Ernährung der ‚Vermittlung von Zärtlichkeit, Liebe, Beruhigung und Sicherheit' dient, sollte dies nach Wunsch von Mutter und Kind so lange wie möglich fortgeführt werden" (Scherbaum et al. 2003:77). Stillen verkörpert also ein starkes soziales Element und ist eine bedeutsame Kontaktmöglichkeit (vgl. Scherbaum et al. 2003:77). Ad libitum gestillte Kinder weinen weniger und es ist anzunehmen, dass die emotionale Bindung (obwohl schwer messbar) unter anderem durch den ständigen Hautkontakt gefördert wird.

In den ersten Stunden post partum sind Mutter und Kind besonders bereit für den Start einer intensiven Verbindung. Im Englischen wird die Phase des Entstehens der Mutter-Kind- und Vater-Kind-Beziehung unmittelbar nach der Geburt durch Hautkontakt und gefühlvolle Zuwendung Bonding genannt. Diese prägende „Begegnung" wirkt sich nachhaltig auf die Psyche, den Stillerfolg und im Weiteren auch auf die Stilldauer aus (vgl. Scherbaum et al. 2003:103). „Bonding ist die beste Stillförderung, und Stillen die beste Bondingförderung" (Mitterhuber 2013).

Die Bedeutung des Stillens für das Bonding wird durch zwei weitere aktuelle Studien bestätigt. Zwischen August 2008 und September 2009 wurde an sämtlichen Instituten für Medizinische Wissenschaft in Neu-Dehli eine randomisierte Kontrollstudie durchgeführt. Alle spontan an Werktagen zwischen 9 und 17 Uhr entbundenen gesunden Termingeborenen wurden dabei in zwei Gruppen eingeteilt. Die Säuglinge der „Early Skin-to-Skin Contact"-Gruppe wurden direkt nach der Geburt für zwei Stunden nackt auf den Bauch ihrer Mütter gelegt, jene der Kontrollgruppe angezogen neben ihre Mütter. Danach erhielt mit Ausnahme der Stillzeit kein/e StudienteilnehmerIn mehr „bloßen Hautkontakt" während des Spitalsaufenthaltes. Den Frauen beider Kategorien wurde empfohlen, ihre Säuglinge sechs Monate ausschließlich zu stillen. Nach sechs Wochen stillten 95 Prozent der „Bondinggruppe" voll, während das bei nur 38,1 Prozent der Kontrollgruppe der Fall war (vgl. Thukral et al. 2012:114-118).

1.250 polnische Kinder wurden mit drei Jahren im Rahmen einer (vgl. Mikiel-Kostyra 2002:1301) historischen Follow-up-Studie („Kohortenstudie mit zurückverlegtem Ausgangspunkt", Kreienbrock et al. 2012:99) untersucht. Diejenigen Kinder, die unmittelbar nach der Geburt für mindestens zwanzig Minuten Hautkontakt mit ihrer Mutter hatten, wurden durchschnittlich 1,35 Monate länger ausschließlich gestillt. Ihre mittlere Gesamtstilldauer war um 2,10 Monate erhöht (vgl. Mikiel-Kostyra 2002:1301). Diese kostenlose Maßnahme wurde von der WHO, von UNICEF und der BFHI (Baby Friendly Hospital Initiative) zur Unterstützung der frühen Mutter-Kind-Interaktion und des Saugens an der Brust empfohlen (vgl. Righard, Alade 1990:1105).

Wenn auch das „Co-Sleeping" (Familienbett) wegen der Prophylaxe gegen SIDS nicht mehr befürwortet wird, so wird das Stillen dadurch doch wesentlich bequemer. Der Schlafrhythmus von Mutter und Kind passen sich dabei erwiesenermaßen aneinander an, sodass die Stillfrequenz während der Nacht für viele Frauen keine Rolle spielt. „Wenn […] Mutter und Kind in einem Bett schliefen, verdoppelte sich […] die Anzahl der nächtlichen Stillepisoden und verdreifachte sich die nächtliche Gesamtstilldauer" (McKenna et al. 1997:216-217), was die emotionale Bindung gewiss förderte.

4.5. Stillarten, unterstützende Faktoren für prolongiertes Stillen und Beweggründe für vorzeitiges Abstillen

Im abschließenden Kapitel soll ein Überblick über verschiedene Formen des Stillens gegeben und die Gründe diskutiert werden, die zu einem vorzeitigen Abstillen führen. Bis zum Beginn der Beikost wird die Stilldauer im Wesentlichen von der Stillart bzw. vom Ausmaß der

Muttermilchernährung beeinflusst. Während ausschließliches Stillen einer prolongierten Laktation entgegenkommt, ist Stillen bei gleichzeitiger Gabe von Muttermilchersatzprodukten in den ersten Monaten gewöhnlich mit einer langsamen Entwöhnung des Säuglings von der Brust gleichzusetzen.

4.5.1. Vergleich unterschiedlicher Stillarten

Die WHO unterscheidet drei verschiedene Formen des Stillens:

Ausschließliches Stillen (exclusive breastfeeding) ist definiert als die alleinige Ernährung mit Muttermilch ohne Zugabe von Flüssigkeiten wie Wasser, Tees, Zuckerlösungen, Muttermilchersatzprodukten oder prälaktalen Nahrungsmitteln; ausgenommen sind Vitamine, Mineralstoffe und Medikamente (Grabmayr, Scherbaum 2003:75).

Prälaktale Nahrungsmittel sind rituelle Lebensmittel, die dem Neugeborenen in vielen Ländern der Erde vor dem ersten Anlegen zur Aufnahme in die Familie verabreicht werden (vgl. Lindblad 2000:1406).

Vorrangiges Stillen (predominant breastfeeding) liegt vor, wenn der Säugling neben Muttermilch als Hauptnahrungsmittel auch Wasser und andere Flüssigkeiten wie Tees, Fruchtsäfte, Zucker- oder Rehydrierungslösungen (ORS) erhält (WHO.INT 2001).

Stillen bei gleichzeitiger Gabe von Muttermilchersatzprodukten (mixed feeding) **und/oder Beikost** (any breastfeeding). Für eine genauere Klassifizierung ist die Menge verabreichter Säuglingsnahrung im Vergleich zur Menge der angebotenen Muttermilch von Bedeutung. (Grabmayr, Scherbaum 2003:75)

Obwohl die zuständigen Organisationen ausschließliches bzw. Vollstillen für vier bis sechs Monate empfehlen, wird nicht selten auch bei reifen Neugeborenen mit gutem Gedeihen sogar vom Klinikpersonal bereits in den ersten Lebenstagen zur Beifütterung geraten, um den schreienden Säugling zu beruhigen und/oder der Mutter das Durchschlafen zu ermöglichen.

Im Bestreben, die Brustwarzen nicht zu sehr zu „strapazieren", kommen oft „Stillhütchen" zum Einsatz und die Stillzeit wird pro Seite limitiert. So wird verhindert, dass das Neugeborene die fettreiche Nachmilch erhält. Frustrierte Kinder und Eltern, die schnell zur Flaschenmilchnahrung greifen, sind die Folge (vgl. Scherbaum et al. 2003:XXXIV-XXXV).

Das gesunde Termingeborene hat von Natur aus genügend Fett- und Glykogenreserven zur Verfügung (vgl. Hawdon et al. 1992:362-363) und erhält bei frühzeitigem, häufigem und nicht zeitlich begrenztem Anlegen am ersten Lebenstag durchschnittlich 37 Mililiter Kolostrum und am fünften Tag 500 Mililiter Muttermilch (vgl. Neville et al. 1988:1378-1379).

Durch Zufüttern von Formulanahrung kann eine stärkere Sättigungswirkung hervorgerufen und damit der Reiz des Kindes, an der Brust zu saugen, verringert werden (vgl. Scherbaum et al. 2003:338). Da die Nachfrage das Angebot bestimmt, wird eine adäquate Milchbildung in den darauf folgenden Stunden und Tagen ausbleiben. Es bedarf eines gefestigten Stillwillens der Mutter, in Zukunft wieder zum Vollstillen zu gelangen.

Die Cochrane-Library publizierte am 10. Juni 2013 eine Metaanalyse zum Thema „Optimale Dauer des ausschließlichen Stillens" aus elf Studien von Entwicklungsländern und zwölf von Industrieländern mit insgesamt 11.263 Probanden. Mit 6,5 Jahren unterschieden sich die vier und sechs Monate voll gestillten Kinder weder in Größe, Gewicht, BMI, Zahnkaries, noch in ihren kognitiven Fähigkeiten oder im Verhalten. Kinder in Entwicklungsländern, die sechs statt vier Monate voll und dann teilgestillt wurden, hatten jedoch ein deutlich geringeres Risiko, an einer Gastroenteritis zu erkranken (RR = 0,41, 95% CI 0,21-0,78) (vgl. Ho 2013:140-141).

Bei Müttern, die sechs statt vier Monate ausschließlich stillten, setzte die Menstruation später ein (RR = 0,19, 95% CI 0,05-0,79), was heißt, dass Vollstillen eine relativ sichere Maßnahme zur Reproduktionskontrolle wäre. Obendrein verloren diese Frauen das in der Schwangerschaft zugenommene Gewicht rascher wieder (mean difference = Standardabweichung = 0,42, 95% CI 0,02-0,82). Die Ergebnisse dieses Reviews sollten Frauen ermutigen, sechs Monate voll zu stillen (vgl. Ho 2013:140-141). Ist dies nicht möglich, ist auch Teilstillen wertvoll (vgl. Koletzko et al. 2013:239)

4.5.2. Unterstützende Faktoren für eine prolongierte Laktation

Unterschiedliche Faktoren können dazu beitragen, dass sich Frauen für das Vollstillen und das längere Stillen entscheiden, angefangen von Hebammen und ÄrztInnen über Freundeskreis und Familie bis hin zum Vorbild Prominenter, das in den Medien und sozialen Netzwerken vermittelt wird.

Begrüßen konsultierte Hebammen und insbesondere ÄrztInnen das Stillen, spielt das eine entscheidende Rolle. Eine individuelle, kompetente Beratung in der Schwangerschaft, wenn möglich für das Paar gemeinsam, kann das Vertrauen in die Stillfähigkeit einer Erstgebärenden bedeutend festigen (vgl. Kuan 1999:6) und in der Folge die Stilldauer prolongieren.

Viele Schwangere sagen, sie würden gerne stillen, wenn es „leicht ginge". Spielerisch jedoch funktioniert das Stillen anfangs selten. Sind die Startbürden der ersten Wochen mit professioneller und gleichzeitig empathischer Hilfe beim Anlegen etc. überwunden, klappt die Laktation in der Folge üblicherweise problemlos (vgl. Odom et al. 2013:726). Neben dem bereits erwähnten frühen Bonding mit Hautkontakt und ungestörter Atmosphäre und dem damit in der Regel verbundenen erfolgreichen Stillbeginn, wird das Stillen ebenso durch das 24-Stunden-Rooming-in in der stationären Phase (vgl. Koskinen et al. 2013) gefördert.

Die positive Einstellung der Frau selbst ist wahrscheinlich der wichtigste Aspekt (vgl. Scott et al. 2006:e646). Wenn der Kindesvater und die „eigene Mutter" (Scott et al. 2006:e649) das Stillen gutheißen, wirkt sich das ebenfalls äußerst günstig auf die Stillentscheidung und -dauer aus. Die eigentliche Laktationszeit stimmt dann auch weithin mit der beabsichtigten überein (vgl. Scott, Binns 1999:5).

Viele Frauen, die länger als ein Jahr stillten, berichteten über schöne Stillerfahrungen und Unterstützung von StillberaterInnen und vom sozialen Umfeld. Die Gesamtstilldauer wurde im Vorhinein offen gelassen (vgl. Kendall-Tackett, Sugarman 1995:197). In Industrieländern stillen ältere Mütter mit höherem sozioökonomischem Status und höherem Bildungsgrad länger (vgl. Grabmayr, Scherbaum in Scherbaum et al. 2003:59-61).

Eine Studie in London zeigte, dass Frauen, die des Öfteren Freundinnen und Verwandten beim Stillen zusahen und überdies von angenehmen Stillerlebnissen erfuhren, engagierter an die Sache herangingen und länger stillten als die, die ihr Wissen nur aus Büchern und Vorträgen bezogen (vgl. Hoddinott, Pill 1999:34).

Als Shakira gut vier Monate nach der Geburt ihres Sohnes via Twitter veröffentlichte: „Stillen ist eine der besten Erfahrungen meines Lebens. Ich liebe es. Ich schätze, ich werde ihn stillen, bis er aufs College geht – ich bin süchtig!" (Shakira 2013), erreichte sie damit Millionen Menschen und trug zweifelsohne das Ihre zu einer bejahenden Stimmung bei. Ferner zeigte sie sich begeistert darüber, dass ihre Babypfunde durch die Laktation dahinschmelzen würden (vgl. Shakira 2013). Wenn ein Star wie Shakira über die Medien eine solche Meldung verbreitet, kann deren Wirksamkeit ungeahnte Dimensionen annehmen.

Die Idealisierung des Stillens durch Prominente bringt gewiss mit sich, dass negative Zuschreibungen laktierender Mütter abnehmen. Mit steigender Stilldauer wird die Stillbeziehung stärker und Frauen lassen sich durch Stigmatisierungen immer weniger zur Beendigung der Laktation provozieren (vgl. Hills-Bonczyk 1994:206).

4.5.3. Motive für früh- und vorzeitiges Abstillen

Ein dystropher Säugling muss pädiatrisch überwacht zugefüttert, jedoch nicht abgestillt, werden. Das kindliche Weinen wird aber auch bei sehr gutem Gedeihen oft als Hunger fehlinterpretiert. Frauen beenden das Stillen in den ersten beiden Monaten vorwiegend auf Grund des subjektiven, vermeintlichen Mangels an Muttermilch (vgl. Neifert, Bunik 2013:115). Schmerzen in der Brust und an rissigen, blutenden Brustwarzen (vgl. Odom et al. 2013:e729) tragen ein Übriges zum Abstillen bei, selbst wenn sie nur zu Beginn des Stillvorganges auftreten. Koliken werden nicht selten mit der Überempfindlichkeit gegen die Muttermilch erklärt (vgl. Kuan et al. 1999:5). Frühe und andauernde Schnullerverwendung kann die Etablierung der Milchbildung stören (Von der Ohe 2006:5).

Verständlich, dass in solchen Situationen Aussagen wie „Wenn Sie das Gefühl haben, Ihr Baby wird nicht satt ..." (Kaufmann, Scherbaum 2003:350) oder Werbebotschaften wie „nach dem Vorbild der Muttermilch" (Gukelberger-Felix 2013) rasch zu derart suggestiv beworbener Formulamilch greifen lassen. Am 11. Juni 2013 wurde vom EU-Parlament eine neue Diätleitllinie verabschiedet, in der unter anderem enthalten ist, dass die Werbung in Zukunft Anfangs- und Folgenahrung nicht mehr idealisieren darf und Abbildungen auf Folgenahrungen reduziert werden müssen (vgl. Gukelberger-Felix 2013). „Durch frühe Zufuhr von Muttermilchersatzprodukten oder schnelles Ersetzen der Stillmahlzeiten durch Beikost wird die gesamte Stilldauer erheblich verkürzt" (Kaufmann, Scherbaum 2003:366), weil sich das Baby je nach Beifütterungsdosis im Allgemeinen innert Wochen selbst abstillt (vgl. Kuan et al. 1999:4).

In einer Längsschnittstudie der „US Food and Drug Administration" wurden von ungefähr 4.900 Frauen Still- und Pumpschwierigkeiten, Lifestyle-Konflikte (durch fehlende Unabhängigkeit), medizinische und psychosoziale Belange (z.B. mangelnde Unterstützung durch Angehörige) und Selbstentwöhnung des Kindes als primäre Abstillursachen genannt (vgl. Odom et al. 2013:e727).

Eine Metaanalyse aus 13 Studien ergab für Raucherinnen im Vergleich zu Nichtraucherinnen eine fast doppelt so hohe Abstillrate unter drei Monaten (OR = 1,93, 95% CI: 1,55-2,40) (vgl. Horta et al. 2001:304). Frauen, die das Rauchen als Hilfsmittel zur Gewichtskontrolle einsetzen, verzichten eher auf das Stillen als auf die Zigarette. Auch adipöse Frauen hören früher auf zu stillen, wenngleich gerade sie von einer längeren Laktation speziell profitieren könnten (vgl. Grabmayr, Scherbaum 2003:60)

Hat ein Mann Angst, das Stillen könnte negative Auswirkungen auf das Aussehen seiner Partnerin haben, ist das insbesondere bei einer wenig selbstbewussten Frau nicht förderlich für das Stillen und die Stilldauer. Die Teilnahme an einem Paargeburtsvorbereitungskurs kann hier sehr von Vorteil sein. Wird ein Vater eingebunden, kann sich seine Einstellung bisweilen stärker zum Positiven verändern, als sich dies die Frau je erwartet hätte (vgl. Aurora 2000:2).

Ein rascher Wiedereinstieg in Beruf oder Schule (vgl. Neifert, Bunik 2013:115) ist ein weiterer Grund, die Laktation frühzeitig zu beenden. Leider ist die Arbeitswelt bis heute weitgehend stillfeindlich.

Wesentliche Prädiktoren für die Fortsetzung der Muttermilchernährung für mindestens sechs Monate nach dem Wiedereinstieg waren für 715 berufstätige taiwanesische Frauen: ein höheres Bildungsniveau (OR=2,66), ein geringeres Arbeitspensum (OR=2,66), ein spezielles Stillzimmer (OR=2,38), die Möglichkeit von Pumppausen (OR=61,6) und der Zuspruch von KollegInnen (OR=2,78) und Vorgesetzten (OR=2,44), diese Pausen zu nützen (vgl. Tsai 2013:210).

Eine Studie mit 1.177 Probandinnen kam zum Ergebnis, dass zirka 60 Prozent der Frauen die beabsichtige Stilldauer nicht erreichen. Als Gründe dafür wurden neben gesundheitlichen hauptsächlich Stillprobleme angegeben. Angesichts dessen mag nach der Spitalsentlassung (auch aus einem BFH) eine kontinuierlich weitergeführte professionelle Unterstützung unumgänglich sein, um den Müttern zu helfen, ihre gewünschte Gesamtlaktationszeit zu erreichen (vgl. Odom et al. 2013:e726).

5. Conclusio

Es gab zu jeder Zeit unterschiedliche Auffassungen zum Stillen. Dennoch haben sich Trends historisch gewandelt. Nach neuen Erkenntnissen bringt eine prolongierte Stilldauer immense Vorteile für die Gesundheit von Mutter und Kind. Während ausschließliches Stillen im ersten Lebenshalbjahr die Überlebenschance vieler Kinder in den Entwicklungsländern beträchtlich erhöht, gilt auch hierzulande in den ersten Monaten nach der Geburt die Devise „breast is best". Entscheidet sich eine Frau fürs Nicht-Stillen, wird sie nicht nur um die verlorene intensive schöne Zeit mit ihrem Baby bedauert – nein, sie wird gar mehr oder minder als „Rabenmutter" hingestellt. Und doch ist die Toleranzgrenze unserer Gesellschaft ob der Freizügigkeit beim Stillvorgang rasch überschritten. „Während es in vielen Entwicklungsländern zum Alltagsbild gehört, dass ältere Kinder noch an der Brust ihrer Mutter trinken, ist uns diese Vorstellung in Industrieländern meist fremd und wird nicht selten als anstößig empfunden." (Kaufmann, Scherbaum 2003:365)

Bei der Etablierung der Wertschätzung des Stillens, insbesondere des prolongierten Stillens und des Stillens in der Öffentlichkeit, auf breiter gesellschaftlicher Ebene, spielt neben dem Vorbild Prominenter die Haltung und Unterstützung von ÄrztInnen, uns Hebammen, LaktationsberaterInnen und allen, die professionell mit Babys und ihren Müttern bzw. Eltern arbeiten, eine maßgebliche Rolle (vgl. Scherbaum et al. 2003:xVIII). Obwohl über 95 Prozent der Frauen biologisch imstande wären, ihre Kinder mit ausreichend Muttermilch zu versorgen (vgl. Odom et al. 2013:e729), gibt es nach wie vor Unsicherheiten vieler Mütter hinsichtlich der Milchmenge, andererseits aber auch des Verwöhnens. Trotz umfassender Evidenz geht es den ExpertInnen bei aller Stillfreundlichkeit bei der Beratung nicht allein darum, „dass möglichst viele Kinder möglichst lange gestillt werden, sondern auch darum, dass Mütter während der Stillzeit so viel Lebensqualität wie möglich erleben und auch in schwierigen Situationen befriedigende Erfahrungen mit dem Stillen machen können" (Renköwitz in Scherbaum et al. 2003:429).

In dieser Arbeit wurden die aktuellen Handlungsempfehlungen der WHO und weiterer einschlägiger Organisationen zum Stillen vor allem aus der Perspektive der Stilldauer analysiert. Der Blick in die Vergangenheit sollte neben historischen auch biologische, psychosoziale und gesellschaftliche Aspekte beleuchten und dadurch Zusammenhänge wie Differenzen und Entwicklungen verständlicher machen. Mangels Literatur womöglich auf Grund der Komplexität der Thematik konnten die Abstillursachen und die Bedürfnisse stillender Mütter nicht im gewünschten Ausmaß behandelt werden.

Daher soll meine Masterarbeit mithilfe einer überwiegend qualitäiven Studie mit Storytelling mit mindestens 200 Vorarlbergerinnen neben der Entwöhnungsmotivation vor allem der Frage nachgehen, wie angenehme Stillerfahrungen auch über Monate und Jahre besser erreicht werden können.

6. Quellen

Abrahams Sheryl, Labbok Miriam 2011. Breastfeeding and otitis media: a review of recent evidence. Current Allergy and Asthma Reports 2011 Dec; 11(6): 508-512, PMID: 21833752, DOI: 10.1007/s11882-011-0218-3

Agostoni Carlo, Braegger Christian, Decsi Tamas, Kolacek Sanja, Koletzko Berthold, Fleischer Michaelsen Kim, Mihatsch Walter, Moreno Luis, Puntis John, Shamir Raanan, Szajewska Hania, Turck Dominique, van Goudoever Johannes 2009. Breast-feeding: A Commentary by the ESPGHAN Committee on Nutrition, Special Feature. Journal of Pediatric Gastroenterology and Nutrition, 2009 July, 49(1): 112-125, PMID: 19502997, DOI: 10.1097/MPG. 0b013e31819f1e05

Alt Kurt 2002. Kinderwelten: Anthropologie – Geschichte – Kulturvergleich. Köln, Böhlau Verlag, 501 Seiten

Anhäuser Marcus 2010. Die verspätete Stunde der Verschnaufpause der Evolution, Säuger. Süddeutsche Zeitung vom 17. Mai 2010. http://www.sueddeutsche.de [Stand 2010-05-17]

Aurora Samir, Junkin Cheryl, Wehrer Julie, Kuhn Phyllis 2000. Major Factors Influencing Breastfeeding Rates: Mother's Perception of Father's Attitude and Milk Supply. Official Journal of the American Academy of Pediatrics, Volume 106, No. 5 November 1, 2000, pp. e67, PMID: 11061804

Bartick Melissa, Stuebe Alison, Schwarz Eleanor, Luongo Caterina, Reinhold Anika, Foster Michael 2013. Cost Analysis of Maternal Disease Associated With Suboptimal Breastfeeding. Obstetrics Gynocology 2013 Jun 5, Epub ahead of print, PMID: 23743465

Bergmann Kelly, Bergmann Renate, von Kries Ruediger, Böhm Oliver, Richter Richard, Dudenhausen Joachim, Wahn Ulrich 2003. Early determinants of childhood overweight and adiposity in a birth cohort study: role of breast-feeding. International Journal of Obesity (2003) 27, 162-172, PMID: 12586995

Bernard Jonathan, De Agostini Maria, Forhan Anne, Alfaiate, Bonet Mercedes, Champion Valérie, Kaminsky Monique, de Lauzon-Guillain

Blandine, Charles Marie-Aline, Heude Barbara 2013. Breastfeeding Duration and Cognitive Development at 2 and 3 Years of Age in the EDEN Mother-Child Cohort. Journal of Pediatrics 2013 Jan 10, pii: S0022-3476(12)01425-4, PMID: 23312681, DOI: 10.1016/j.jpeds.2012.11.090

Bobrow Kirsty, Quigley Maria, Green Joseph, Reeves Gregory, Beral Valerie 2013. Persistent effects of women's parity and breastfeeding patterns on their body mass index: results from the Million women study. International Journal of Obesity (2013) 37: 712-717, Original Article, PMID: 22777544, DOI: 10.1038/ijo.2012.76

Chamberlain Sigrid 2010. Adolf Hitler, die deutsche Mutter und ihr erstes Kind: Über zwei NS-Erziehungsbücher. 5. Auflage, Psychosozial-Verlag

Chouinard-Castonguay Sarah, Weisnagel John, Tchernol André, Robitaille Julie 2013. Relationship between lactation duration and insulin and glucose response among women with prior gestational diabetes. European Journal of Endocrinology (2013) 168: 515-523, PMID: 23302255, DOI: 10.1530/EJE-12-0939

Collaborative Group on Hormonal Factors in Breast Cancer 2002. Breast cancer and breastfeeding: collaborative reanalysis of individual data from 47 epidemiological studies in 30 countries, including 50302 women with breast cancer and 96973 women without the disease. The Lancet, Volume 360, Issue 9328, 20 July 2002, Pages 187-195, PMID: 12133652

Cramer Daniel, Xu Huijuan 1995. Epidemiologic Evidence for Uterine Growth Factors in the Pathogenesis of Ovarian Cancer. Annals of Epidemiology, Original Report, Volume 5, Issue 4, July 1995, Pages 310-314, PMID: 8520714, Published Online: http://dx.doi.org/10.1016/1047-2797(94)00098-E

Czerny Adalbert, Keller Arthur 1907. Des Kindes Ernährung, Ernährungsstörungen und Ernährungstherapie; Ein Handbuch für Ärzte. Band 6, Teil 2, Verlag Franz Deuticke

Danforth Kim, Tworoger Shelley, Hecht Jonathan, Rosner Bernard, Colditz Graham, Hankinson Susan 2007. Breastfeeding and risk of ovarian cancer in two prospective cohorts. Cancer Causes & Control, June 2007, Volume 18, Issue 5, pp. 517-523, PMID: 17450440, DOI: 10.1007/s10552-007-0130-2

Deoni Sean, Dean III Douglas, Piryatinksy Irene, O'Muircheartaigh Jonathan, Waskiewicz Nicole, Lehman Katie, Han Michelle, Dirks Holly 2013. Breastfeeding and Early White Matter Development: A Cross Sectional Study. Accepted Manuscript to appear in NeuroImage, Accepted date: 17 May 2013, Reference: YNIMG 10529, PII: S1053-8119(13)00592-2, DOI: 10.1016/j.neuroimage.2013.05.090

De Silva Malintha, Senarath Upul, Gunatilake Mangala, Dilani Lokuhetty 2010. Prolonged breastfeeding reduces risk of breast cancer in Sri Lankan women: A case-control study. The International Journal of Cancer Epidemiology, Detection, and Prevention 2010 Jun; 34(3): 267-73, PMID: 20338838, DOI: 10.1016/j.canep.2010.02.012

Duijts Liesbeth, Jaddoe Vincent, Hofman Albert, Moll Hernriëte 2010. Prolonged and Exclusive Breastfeeding Reduces the Risk of Infectious Diseases in Infancy. Official Journal of the American Academy of Pediatrics 2010 Jul, 126(1): e18-25, PMID: 20566605, DOI: 10.1542/peds.2008-3256

Fildes Valerie 1986. Breasts, bottles and babies; The history of infant feeding. Edinburgh University Press, published in History Today 1986

Galvin James 2009. Begegnung fürs Leben, die Studienbibel für jeden Tag. SCM-Verlag Witten

Gaudet Mia, Press Michael, Haile Robert, Lynch Charles, Glaser Sally, Schildkraut Joellen, Gammon Marilie, Thompson Douglas, Bernstein Jonine 2011. Risk factors by molecular subtypes of breast cancer across a population-based study of women 56 years or younger. Epidemiology, Breast Cancer Res Treat (2011) 130:587-597, PMID: 21667121, DOI: 10.1007/s10549-011-1616-x

Grabmayr Susanna, Scherbaum Veronika 2003. Körperwahrnehmung und der Einfluss von Medien; in Scherbaum Veronika, Perl Friederike, Kretschmer Ursula (Hg.): Stillen, Frühkindliche Ernährung und reproduktive Gesundheit. Köln, Deutscher Ärzte-Verlag, Seite 59-74

Greaves Mel 2002. Krebs – der blinde Passagier der Evolution. Berlin, Heidelberg, Springer Verlag

Guesnet Philippe, Alessandri Jean-Marc 2011. Docosahexaenoic acid (DHA) and the developing central nervous system (CNS) – Implications for dietary recommendations. Volume 93, Issue 1: 7-12, PMID: 20478353, DOI: 10.1016/j.biochi.2010.05.005

Gukelberger-Felix 2013. Muttermilch: Warum Stillen so gut ist für das Kind. Spiegel Online: http://www.spiegel.de/gesundheit/schwangerschaft/ 0,1518, 906487,00.html [Stand 2013-06-25]

Gunderson Erica, Jacobs David, Chiang Vicky, Lewis Cora, Feng Juanran, Quesenberry Charles, Sidney Stephen 2010. Duration of Lactation and Incidence of the Metabolic Syndrome in Women of Reproductive Age According to Gestational Diabetes Mellitus Status: A 20-Year Prospective Study in CARDIA (Coronary Artery Risk Development in Young Adults). Original Article, Diabetes 2010 Feb; 59(2): 495-504, PMID: 19959762, DOI: 10.2337/db09-1197

Haarer Johanna 1934. Die deutsche Mutter und ihr erstes Kind. Berlin, Verlag Lehmanns

Harder Thomas, Bergmann Renate, Kallischnigg Gerd, Plagemann Andreas 2005. Duration of Breastfeeding and Risk of Overweight: A Meta-Analysis. American Journal of Epidemiology, Volume 162, No. 5, September 1, 2005: 397-403, PMID: 16076830, DOI: 10.1093/aje/kwi222

Hawdon Jane, Ward Platt Martin, Aynsley-Green Albert 1992. Patterns of metabolic adaption for preterm and term infants in the first neonatal week. Archives of Disease in Childhood 1992 April; 67(4 Spec No); April 1992, PMID: 1586171, PMCID: PMC 1590511

Hills-Bonczyk Sharon, Tromiczak Kristine, Avery Melissa, Potter Shirley, Savik Kay, Ducket Laura 1994. Women's experiences with breastfeeding longer than 12 months. Birth [0730-7659] 1994 December, 21(4): 206-212, PMID: 7857467

Ho Carol 2013. Optimal duration of exclusive breastfeeding, Summaries of Nursing Care-Related Systematic Reviews from the Cochrane Library. International Journal of Evidence-Based Healthcare, Volume 11, Issue 2, pages 140-141, June 2013, PMID: 23750578, DOI: 10.1111/1744-1609.12015

Hoddinott, Pill 1999. Qualitative study of decisions about infant feeding among women in east end of London. General Practice, BMJ 1999 January 2, 318(7175):30-34, PMID:9872883, Published online: http://dx.doi.ort/10.1136/bmj.318.7175.30

Horta Bernando, Kramer Michael, Platt Robert 2001. Maternal smoking and the risk of early weaning: a meta-analysis. American Journal of Public Health 2001 February, 91(2): 304-307, PMID: 11211645

Imhof Artur 1981. Unterschiedliche Säuglingssterblichkeit in Deutschland, 18. bis 20. Jahrhundert – Warum? Zeitung für Bevölkerungswissenschaft 7: 343-382

Ing Rebecca, Petrakis Nicholas, Ho Jennifer 1977. Unilateral breast-feeding and breast cancer. Lancet 1977, July 16; 2(8029):124-127, PMID: 69205

Ip Stanley, Chung Mei, Raman Gowri, Trikalinos Thomas, Lau Joseph 2009. A Summary of the Agency for Healthcare Research and Quality's Evidence on Breastfeeding in Developed Countries. Breastfeeding Medicine, October 14, 2009, Volume 4, Issue s1: S-17-S-30, PMID: 19827919, DOI: 10.1089/bfm.2009.0050

Janney Carol, Zhang Daawen, Sowers MaryFran 1997. Lactation and weight retention. American Journal of Clinical Nutrition 1997 Nov; 66(5): 1116-1124, PMID: 9356528

Kallio Marko, Siimes Martti, Perheentupa Jaakko, Salmenperä Liisa, Miettinen Tatu 1992. Serum cholesterol and lipoprotein concentrations in mothers during and after prolonged exclusive lactation. Metabolism 1992 Dec; 41(12): 1327-1330, PMID: 1461138

Kaufmann Andrea, Scherbaum Veronika 2003. Stilldauer; in Scherbaum Veronika, Perl Friederike, Kretschmer Ursula (Hg.): Stillen, Frühkindliche Ernährung und reproduktive Gesundheit. Köln, Deutscher Ärzte-Verlag, Seite 365-368

Kelleher Shannon, Lönnerdal Bo 2007. Iron metabolism in infants and children. Food Nutrition Bulletin, Volume 28, Supplement 4: 491-499, Publisher: Nevin Scrimshaw International Nutrition Foundation, PMID: 18297887

Kendall-Tackett Kathleen, Sugarman Michael 1995. The social consequences of long-term breastfeeding. Journal of Human Lactation 1995 September, 11(3):179-183, PMID: 7669236

Kintner Hallie 1985. Trends and Regional Differences in Breastfeeding in Germany From 1871 To 1937. Journal of Family History 2 (10): 163-182, DOI: 10.1177/ 036319908501000203

Knodel John 1977. Town and Country in Nineteenth Century, Germany: A review of Urban-Rural Differentials in Demographic Behavior. Journal Social Science History 1977

Kobayashi Shunzo, Sugiura Hiroshi, Ando Yoshiaki Ando, Shiraki Norio, Yanagi Takeshi, Yamashita Hiroko, Toyama Tatsuya 2012. Reproductive history and breast cancer risk. Review Article, Breast Cancer (2012) 19:302-308, Springer Verlag, PMID: 22711317, DOI: 10.1007/s12282-012-0384-8

Koletzko Berthold, Bauer Carl-Peter, Brönstrup Anja, Cremer Miriam, Flothkötter Maria, Hellmers Claudia, Kersting Mathilde, Krawinkel Michael, Przyrembel Hildegard, Schäfer Timm, Vetter Klaus, Wahn Ulrich, Weißenborn Anke 2013. Säuglingsernährung und Ernährung der stillenden Mutter, Aktualisierte Handlungsempfehlungen des Netzwerks Gesund ins Leben – Netzwerk Junge Familie, ein Projekt von IN FORM. Monatsschrift Kinderheilkunde 2013, Band 161, Heft 3, März 2013:237-246, Online publiziert: 1. März 2013, DOI: 10.1007/s00112-013-2870-2

Koskinen Katja, Aho Anna Hannula Leena, Kaunonen Marja 2013. Maternity hospital practices and breast feeding self-efficacy in Finnish primiparous and multiparous women during the immediate postpartum period. Midwifery 2013 June 12, pii:S0266-6138 (13) 00148-4, PMID: 23768951, DOI: 10.1010/j.midw.2013.05.003

Kreienbrock Lothar, Pigeot Iris, Ahrens Wolfgang 2012. Epidemiologische Methoden. 5. Auflage, Heidelberg, Spektrum Akademischer Verlag

Kuan Lisa, Britto Maria, Decolongon Joji, Schoettker Pamela, Atherton Harry, Kotagal Uma 1999. Health System Factors Contributing to Breastfeeding Success. Official Journal of the American Academy of Pediatrics, Volume 104 No. 3 September 1, 1999, e28, PMID: 10469811

Kuhn Louise, Kim Hae-Young, Walter Jan, Thea Donald, Sinkala Moses, Mwiya Mwiya, Kankasa Chipepo, Decker Don, Aldrovandi Grace 2013. HIV-1 Concentrations in Human Breast Milk Before and After Weaning. Research Article, Science Translaktional Medicine, Volume 5, Issue 181, p. 181re51, PMID: 23596203, DOI: 10.1126/scitranslmed.3005113

Labadie Christian, Möller Harald 2010. Microstructures in the Living Brain: Magnetic Resonance Imaging of the Myelin Sheath, Forschungsbericht 2010 – Max-Planck-Institut. http://www.mpg.de/359701/forschungsSchwerpunkt [Stand 2013-06-10]

Lachs Johann 2010. Die Gynäkologie des Soranus von Ephesus. Onlineverlag Let me Print

Le Ker Heike 2013. Einfluss von Muttermilch: Hält Stillen Babys schlank? Spiegel Online: http://www.spiegel.de/gesundheit/schwangerschaft/0,1518,888631,00.html [Stand 2013-03-14]

Lindblad Bo 2000. What are the most effective means of promoting exclusive breastfeeding? Acta Paediatrica, Volume 89, Issue 12, pages 1405-1407, December 2000, Article first published online: 2 Jan 2007, PMID:11195226, DOI: 10.1111/j.1651-2227.2000.tb02766.x

Liu Li, Johnson Hope, Cousens Simon, Perin Jamie, Scott Susana, Lawn Joy, Rudan Igor, Campbell Harry, Cibulskis Richard, Mengying Li, Colin Mathers, Black Robert 2012. Global, regional, and national causes of child mortality: an updated systematic analysis for 2010 with time trends since 2000. Volume 379, Issue 9832, Epub 2012 May 11, Pages 2151-2161, PMID: 22579125, DOI: 10.1016/S0140-6736(12)60560-1

Marquis Grace, Diaz Judith, Bartolini Rosario, De Kanashiro Hilary, Rasmussen Kathleen 1998. Recognizing the Reversible Nature of Child-Feeding Decisions: Breastfeeding, Weaning, and Relactation Patterns in Shanty Town Community of Lima, Peru. Social Science & Medicine, Volume 47, Issue 5, 1 September 1998, Pages 645-656, PMID: 9690847, Published Online: http://dx.doi.org/10.1016/S0277-9536(98)00130-0

Martin Richard, Patel Rita, Kramer Michael, Guthrie Lauren, Vilchuk Konstantin, Bogdanovich Natalie, Sergeichick Natalie, Gusina Nina, Foo Ying, Palmer Tom, Rifas-Shiman, Gillman Matthew, Davey Smith George, Oken Emily 2013. Effects of Promoting Longer-term and Exclusive Breastfeeding on Adiposity and Insulin-like Growth Factor-I at Age 11,5 Years, A Randomized Trial. JAMA The Journal of the American Medical Association, Original Conribution, March 13, 2013, PMID: 23483175 DOI: 10.1001/jama.2013.167

McCrory Cathal, Aisling Murray 2012. The Effect of Breastfeeding on Neuro-Development in Infancy. Maternal and Child Health Journal November 2012, Publisher Springer US, PMID: 23135624, Online ISSN: 1573-6628, DOI: 10.1007/s10995-012-1182-9

McKenna James, Mosko Sarah, Richard Christopher 1997. Bedsharing Promotes Breastfeeding. Pediatrics, Official Journal of the American Academy of Pediatrics, Volume 100, No. 2 August 1, 1997. pp. 214-219, PMID: 9240802, DOI: 10.1542/peds.100.2.214

McNeilly Alan 2002. Lactational control of reproduction. Reproduction, Fertility and Development 13(8): 583-590, PMID: 11999309, DOI: 10.1071/RD01056

Merlot Julia 2012. Mütter kaufen Brustmilch über Facebook, Gefährliches Geschäft. http://www.spiegel.de/gesundheit/ schwangerschaft/muttermilch-bei-facebook-frauen-kaufen-brustmilch-im-internet-a-860656.html [Stand 2012-10-16]

Mitterhuber Renate 2013. Bonding: Beste Stillförderung. http://www.fgoe.org/ projektfoerderung/ gefoerderte-projekte [Stand 2013-06-21]

Mozart Wolfgang Amadeus 1873. Mon très cher Père! Brief an Leopold Mozart, 18. Juni 1783. http://www.amadeusmozart.de/ MozartBriefe18_06_1783.htm

Neifert Marianne, Bunik Maya 2013. Overcoming clinical barriers to exclusive breastfeeding. Pediatric Clinics of North America, Volume 60, Issue 1, February 2013, Pages 115-145, PMID: 23178062, published online: http://dx.doi.org/10.1016/j.pcl.2012.10.001

Neville Margaret, Keller Ronald, Seacat Joy, Lutes Valerie, Neifert Marianne, Casey Clare, Allen Jonathan, Archer Philip 1988. Studies in human lactation: milk volumes in lactating women during the onset of lactation and full lactation. American Journal of Clinical Nutrition 1988 Dec; 48(6): 1375-86, PMID: 3202087

Obladen Michael 2012. Early Neonatal Special Care Units and Their Scientific Achievements. Volume 102, No. 2, Epub 2012 May 25, Pages 89-97, PMID: 22653040, DOI: 10.1159/000336285

Odom Erika, Li Ruowei, Scanlon Kelley, Perrine Cria, Grummer Laurence 2013. Reasons for Earlier Than Desired Cessation of Breastfeeding. Official Journal of the American Academy of Pediatrics,

Volume 131 No. 3 March 1, 2013, pp. e726-e732, PMID: 23420922, DOI: 10.1542/peds.2012-1295

Owen Christopher, Whincup Peter, Kaye Samantha, Martin Richard, Davey Smith George, Cook Derek, Bergstrom Erik, Black Stephanie, Wadsworth Michael, Fall Caroline, Freudenheim Jo, Nie Jing, Huxley Rachel, Kolacek Sanja, Leeson Paul, Pearce Mark, Raitakari Olli, Lisinen Irina, Viikari Jorma, Ravelli Anita, Rudnicka Alicja, Strachan David, Williams Sheila 2008. Does initial breastfeeding lead to lower blood cholesterol in adult life? A quantitative review of the evidence 1'2'3. The American Journal of Clinical Nutrition, 2008 Aug, 88(2): 305-314, PMID: 18689365

Parlesak Alexander 2003. Biologische Eigenschaften und Inhaltsstoffe von Kolostrum und reifer Frauenmilch; in Scherbaum Veronika, Perl Friederike, Kretschmer Ursula (Hg.): Stillen, Frühkindliche Ernährung und reproduktive Gesundheit. Köln, Deutscher Ärzte-Verlag, Seite 89-99

Plenge-Bönig Anita, Soto-Ramírez Nelís, Karmaus Wilfried, Petersen Gudula, Davis Susan, Forster Johannes 2010. Breastfeeding protects against acute gastroenteritis due to rotavirus in infants. European Journal of Pediatrics 2010, Original Paper 169: 1471-1476, Springer Verlag, Published online: 9 July 2010, DOI: 10.1007/s431-010-1245-0

Redondo Carmen, Gago-Dominguez Manuela, Ponte Sara Miranda, Castelo Manuel Enguix, Jiang Xuejuan, Garcia Ana Alonso, Fernández Maite Peña, Tomé Maria Ausencia, Fraga Máximo, Gude Francisco, Martinez Maria Elena, Garzón Victor Muñoz, Carracedo Ángel, Castelao Esteban 2012. Breast Feeding, Parity and Breast Cancer Subtypes in a Spanish Cohort. July 2012, Volume 7, Issue 7, PLoS One 2012;7(7): e40543, PMID: 22792365, DOI: 10.137/journal.pone.0040543

Renköwitz Ute 2003. Muss Stillen erlernt werden? in Scherbaum Veronika, Perl Friederike Kretschmer Ursula (Hg.): Stillen, Frühkindliche Ernährung und reproduktive Gesundheit. Köln, Deutscher Ärzte-Verlag, Seite 427-430

Righard Lennart, Alade Margaret 1990. Effect of delivery room routines on success of first breast-feed. Lancet 1990 Nov 3; 336(8723): 1105-1107, PMID: 1977988

Risch Harvey 1998. Hormonal etiology of epithelial ovarian cancer, with a hypothesis concerning the role of androgens and progesterone. Oxford Journals > Medicine > Volume 90, Issue 23, pp. 1774-1786, DOI: 10.1093/jnci/90.23.1774

Rosenberg Margit 1989. Breastfeeding and infant mortality in Norway 1860-1930. Cambridge University Press, Journal of Biosocial Science / Volume 21 / Issue 03 / July 1989, pp. 335-348. Published online: 31 July 2008, DOI: http://S0021932000028034

Schels Peter 2010. Kleine Enzyklopädie des deutschen Mittelalters; Eine lexikalische Materialsammlung zum Mittelalter, schwerpunktmäßig im deutschsprachigen Raum. http://u01151612502.user.hosting-agency.de

Scherbaum Veronika, Perl Friederike, Kretschmer Ursula et al. 2003. Stillen, Frühkindliche Ernährung und reproduktive Gesundheit. Köln, Deutscher Ärzte-Verlag

Schrottmayer Bri 2006. Natürlicher Beitrag zur Empfängnisverhütung, VSLÖ Verband der Still- und Laktationsberaterinnen Österreichs IBCLC. http://www.stillen.at

Scott Jane, Binns Colin 1999. Factors associated with the initiation and duration of breastfeeding: a review of the literature. Breastfeed Revue [0729-2759] 1999 March; 7(1):5-16, PMID: 10197366

Scott Jane, Binns Colin, Oddy Wendy, Graham Kathleen 2006. Predictors of Breastfeeding Duration: Evidence From a Cohort Study. Official Journal of the American Academy of Pediatrics, Volume 117 No. 4 April 1, 2006, pp. e646-e655, PMID: 16585281, DOI: 10.1542/peds.2005-1991)

Shakira 2013. Shakira spricht über Mutterrolle und Sohn Milan, Sie stillt für ihr Leben gern. AMPYA News, http://www.ampya.com [Stand 2013-05-31]

Sears William 1991. Schlafen und Wachen – ein Elternbuch für Kindernächte. Auflage 1991, Zürich, La Leche Liga Schweiz

Siegel Rebecca, Naishadham Deepa, Jemal Ahmedin 2013. Cancer Statistics. CA: A Cancer Journal for Clinicians, Volume 63, Issue 1, pages 11-30, January/February 2013, PMID: 23335087, DOI: 10.3322/caac.21166

Stuebe Alison, Rich-Edwards Janet 2009. The Reset Hypothesis: Lactation and Maternal Metabolism. American Journal of Perinatology 2009; 26(1): 081-088, Thieme Medical Publishers, PMID: 19031350, DOI: 10.1055/s-0028-1103034

Su Dada, Pasalich Maria, Lee Andy, Binns Colin 2013. Ovarian cancer risk is reduced by prolonged lactation: a case-control study in southern China. The American Journal of Clinical Nutrition, First published January 2, 2013, Volume 97, Issue 2: 354-359, PMID: 23283498 DOI: 10.3945/ajcn.112.044719

Thukral Anu, Sankar Mari, Agarwal Ramesh, Gupta Nandita, Ashok Deorari, Vinod Paul 2012. Early Skin-to-Skin Contact and Breast-Feeding Behavior in Term Neonates: A Randomized Controlled Trial. Original Paper, Neonatology 2012; 102:114-119, DOI: 10.1159/000337839

Tönz Otmar 2003. Stillpraxis im Wandel der Zeit; in Scherbaum Veronika, Perl Friederike, Kretschmer Ursula (Hg.): Stillen, Frühkindliche Ernährung und reproduktive Gesundheit. Köln, Deutscher Ärzte-Verlag, Seite 1-6

Tørris Christine, Thune Inger, Emaus Aina, Finstad Sissi, Bye Asta, Furberg Anne-Sofie, Barrett Emily, Jasienska Grazyna, Ellison Peter, Hjartåker Anette 2013. Duration of Lactation, Maternal Metabolic Profile, and Body Composition in the Norwegian EBBA I-Study. Breastfeeding Medicine, Volume 8, Issue 1: 8-15, February 1, 2013, PMID: 23057641, DOI: 10.1089/bfm.2012.0048

Tsai Su-Ying 2013. Impact of a Breastfeeding-Friendly Workplace on an Employed Mother's Intention to Continue Breastfeeding After Returning to Work. Breastfeeding Medicine, Volume 8, Number 2: 210-216, 2013, PMID: 23390987, DOI: 10.1089/ bfm. 2012.0119

u01151612502.user.hosting-agency.de/malexwiki/index.php/Stillen 2010.Stillen-Mittelalter Lexikon-Hosting-Agency. [Stand 2010-03-02]

Vieser Michaela, Schautz Irmela 2010. Von Kaffeeriechern, Abtrittanbietern und Fischbeinreißern: Berufe aus vergangenen Zeiten. München, Verlag Bertelsmann http://www.buechereule.de

Vökt Cora, Hösli Irene, Huch Renate 2007. Stillen – Lust statt Last. Säuglingsernährung und soziokulturelles Seismogramm. Gynäkologie I/2007: 18-22. Online im Internet: URL: http://www.tellmed.ch

Von der Ohe 2006. Der Schnuller – notwendig, kiefergerecht oder doch ein Störfaktor. 5. Europäischer Kongress Laktation & Stillen, Maastricht – NL, 12. – 13. Mai 2006 http://www.stillen.org/docs/abstract_g.-von-der-ohe_schnuller.pdf [Stand 2013-06-26]

webdoc.sub.gwdg.de/ebook/diss/2003/fu-berlin/1998/19/kap6.pdf 2013. Säuglingssterb- lichkeit in sechs ländlichen Gebieten Deutschlands, Schlussbetrachtung, Zusammen-fassung der Untersuchungsergebnisse [Stand 2013-07-20]

WHO/INT 2001. Global data base on breastfeeding. http://www.who.int/nut/db_bfd.htm [Stand 2013-05-26]

Wright Charles, Tallan Harris, Lin Yong, Gaull Gerald 1986. Taurine: Biological Update, Annual Review of Biochemistry. Volume 55, Publication date July 1986: 427-453, DOI: 10.1146/annurev.bi.55.070186.002235

www.rabeneltern.org 2013. Historisches – Impressionen zum Stillen – Rabeneltern.org. Mittelalter. [Stand 2013-07-19]

www.spiegel.de/wissenschaft/mensch/0,1518,901273,00.html 2013. Neandertaler: Kinder-zahn verrät Stillgewohnheiten. [Stand 2013-05-23]

Zheng Hongqing, Kavanagh Justin, Hu Wie, Liao Qiao, Fu Shihui 2007. Hormonal therapy in ovarian cancer. International Journal for Gynecology cancer, 2007 Mar-Apr; 17(2): 325-38, PMID:17362310, DOI: 10.111/j.1525-1438.2006.00749.x

Zürcher Bibel 2007. Altes Testament, Lesung aus dem ersten Buch Samuel. TVZ Theologischer Verlag, Einspaltige Ausgabe

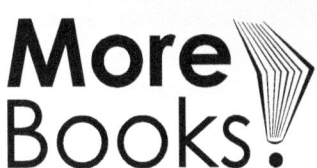
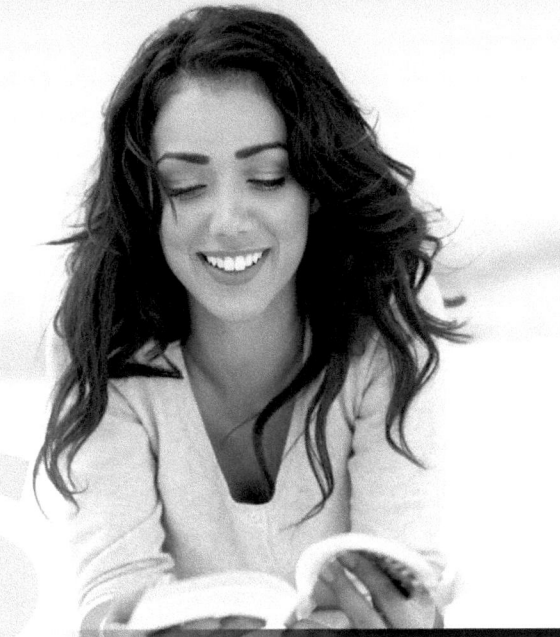
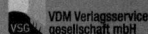

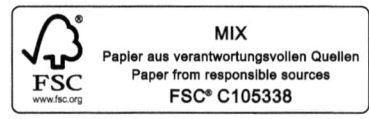